Zoé Unakim

Nebennieren

AF548623

Zoé Unakim

Nebennieren

Schöpferkraft

Trainerverlag

Imprint
Any brand names and product names mentioned in this book are subject to trademark, brand or patent protection and are trademarks or registered trademarks of their respective holders. The use of brand names, product names, common names, trade names, product descriptions etc. even without a particular marking in this work is in no way to be construed to mean that such names may be regarded as unrestricted in respect of trademark and brand protection legislation and could thus be used by anyone.

Cover image: www.ingimage.com

Publisher:
Der Trainerverlag
is a trademark of
International Book Market Service Ltd., member of OmniScriptum Publishing Group
17 Meldrum Street, Beau Bassin 71504, Mauritius
Printed at: see last page
ISBN: 978-620-0-76934-3

Copyright © Zoé Unakim
Copyright © 2020 International Book Market Service Ltd., member of OmniScriptum Publishing Group

Inhaltsverzeichnis:

I. Nebenniere:[1]

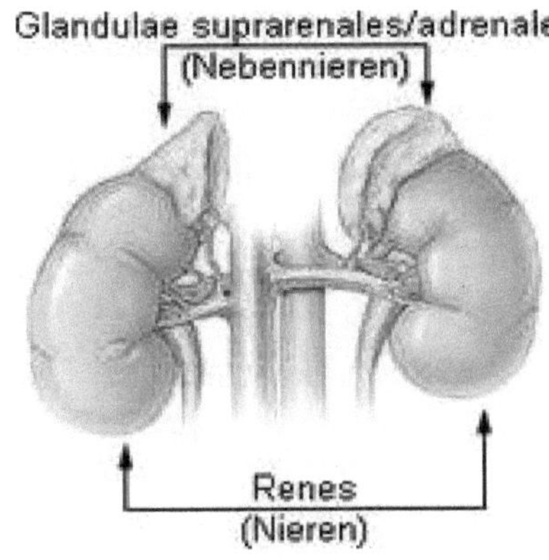

Nebennieren des Menschen

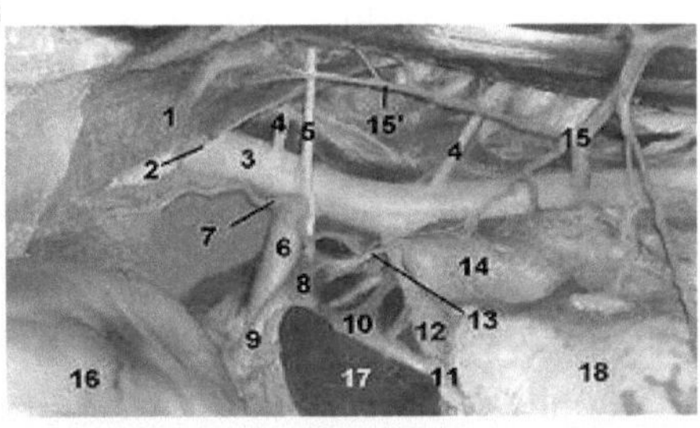

Vorderer Bauchaortenbereich der Katze von links mit Nebenniere (Nr. 14) und Niere (Nr. 18)

Die **Nebenniere** (lateinisch *Glandula adrenalis* oder *Glandula suprarenalis*) ist eine paarige Hormondrüse der Säugetiere, Vögel, Reptilien und Amphibien. Die Nebennieren befinden sich beim Menschen auf den oberen Polen der Nieren, bei den nicht aufrecht stehenden Tieren dementsprechend am vorderen Nierenpol. Sie unterliegen dem hormonellen Regelkreislauf und dem vegetativen Nervensystem. Die Nebenniere vereint funktionell zwei verschiedene Organe: Die Nebennierenrinde, der äußere Teil der Nebenniere, produziert Steroidhormone wie das Cortison und ist am Wasser-, Mineralstoff- und Zuckerhaushalt beteiligt. Das Nebennierenmark im inneren Teil der Drüse ist dem sympathischen Nervensystem zuzurechnen und bildet die „Stress"-Hormone Adrenalin und Noradrenalin.

[1] Vgl. https://de.wikipedia.org/wiki/Nebenniere

Entdeckung

Erstmals wurde die Nebenniere 1513 von Bartolomeo Eustachi beschrieben, dem päpstlichen Leibarzt und Anatom, als „Blutdrüsen“ (Endokrine Drüse) wurden sie jedoch erst Mitte des 19. Jahrhunderts erkannt.[1] Niemand maß ihr allerdings in den nächsten zweihundert Jahren eine Bedeutung zu. Sie galt als „Lückenfüller“, bis 1855 Thomas Addison als erster mit der Nebennierenrindeninsuffizienz eine umfassende und exakte Beschreibung einer Nebennierenerkrankung lieferte.[2]

Anatomie

Eine Nebenniere wiegt beim Menschen etwa 5 bis 15 Gramm, ist circa 4 cm lang, 4 cm dick und ungefähr 2 cm breit. Beim Pferd ist sie ungefähr 8 cm lang und 3 cm breit. Die rechte Nebenniere des Menschen ist dreieckförmig, die linke halbmondförmig.[3]

Die Nebennieren sind zusammen mit den Nieren von der Fettkapsel (*Capsula adiposa*) und der Nierenfaszie (*Fascia renalis*) umgeben. Topografisch steht die rechte Nebenniere mit dem Zwerchfell, dem rechten Leberlappen, der Vena cava inferior und der rechten Niere in Beziehung. Die linke Nebenniere liegt benachbart zur linken Niere, zur Bursa omentalis und zum Magen.

Die arterielle Versorgung wird über drei Zuflüsse gewährleistet: Die *Arteriae suprarenales superiores* entspringen der Arteria phrenica inferior, die *Arteria suprarenalis media* entspringt direkt der Aorta abdominalis und die *Arteria suprarenalis inferior* stammt aus der Arteria renalis.[4]

Die venöse Drainage erfolgt über eine Vena centralis, die aus dem Hilum der Nebenniere austritt. Das venöse Blut der linken Nebenniere gelangt über die Vena suprarenalis sinistra in die Vena renalis und von dort in die Vena cava inferior, während das Blut der rechten Nebennierenrinde direkt über die Vena suprarenalis dextra in die Vena cava inferior gelangt.

Histologischer Feinbau

Die Nebennieren sind von einer feinen Bindegewebskapsel umgeben und bestehen bei Säugetieren aus einem inneren *Mark* und der sie umgebenden *Rinde*. Beide Anteile sind ontogenetisch unterschiedlicher Herkunft und bilden bei vielen niederen Wirbeltieren räumlich getrennte Organe.[5] Bei Fischen bilden sie die zwei separaten Organe Interrenalorgan und Adrenalorgan.
Bei Reptilien und Amphibien sind beide Organe aneinandergelagert, bei Vögeln die entsprechenden Gewebsanteile ineinander verwoben.

Nebennierenrinde

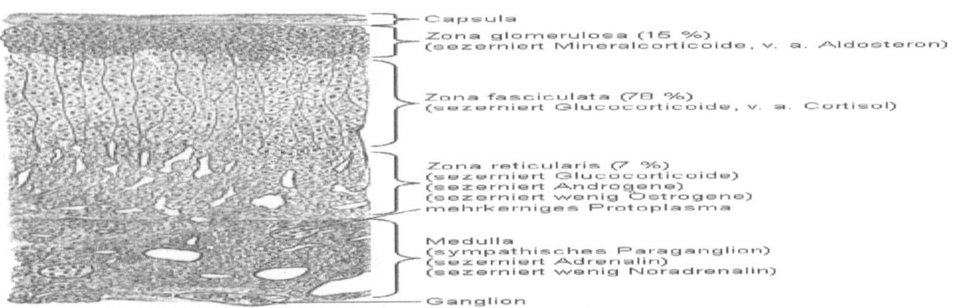

Histologischer Aufbau der Nebenniere (Schichten)

Die das Mark umgebende **Nebennierenrinde** (lateinisch *Cortex glandulae suprarenalis*) als äußere Schicht (*Kortex*, *Rinde*) der Nebenniere ist mesodermaler Herkunft und lässt sich in drei Schichten gliedern:

- *Zona arcuata* bzw. *glomerulosa*: In der äußeren Zone sind die Zellen bei Paarhufern und Mensch knäuelförmig (Zona glomerulosa, von lateinisch *glomerulum* „Knäuel"), bei anderen Säugetieren meist bogenförmig (Zona arcuata, von lateinisch *arcus* „Bogen"), angeordnet. Diese relativ kleinen Zellen bilden vorwiegend Aldosteron in Antwort auf erhöhte Kaliumspiegel oder erniedrigte Natriumspiegel im Blut oder einem verminderten Blutstrom in den Nieren. Aldosteron ist Teil des Renin-Angiotensin-Aldosteron-Systems und reguliert die Konzentration von Kalium und Natrium.
- *Zona fasciculata*: Als mittlere Schicht folgt die Zona fasciculata (von lateinisch *fasciculus* „Strang") mit relativ großen Zellen. Sie sind strangartig angeordnet und reich an Lipoidgranula („Spongiozyten"). Zwischen diesen Zellsträngen liegen sinusoid erweiterte Kapillaren. Die Zellen bilden vorwiegend Glucocorticoide wie Cortisol (Hydrocortison) und Corticosteron oder die Mineralocorticoide Aldosteron und Desoxycorticosteron (Cortexon). Unter normalen Umständen ist Cortisol das Haupt-Glucocorticoid. Die Produktion der Glukokortikoide wird über das adrenokortikotrope Hormon (ACTH) aus der Hypophyse reguliert. Darüber hinaus werden geringe Mengen von Sexualhormonen, genauer Androgene wie Dehydroepiandrosteron synthetisiert.

- *Zona reticularis*: Zum Mark hin folgt die Zona reticularis (von lateinisch *reticulum* „Netz“) mit netzförmig angeordneten, kleinen Zellen. Sie bilden vorwiegend Androgene, wie beispielsweise Dehydroepiandrosteron.

Alle Hormone der Nebennierenrinde werden aus Cholesterol synthetisiert. Das Cholesterol wird über ein *steroidogenic acute regulatory protein* (StAR) in die innere Membran der Mitochondrien transportiert. Dort wird es durch das Enzym *CYP11A* in Pregnenolon umgewandelt. Pregnenolon kann entweder zu Progesteron dehydriert oder zu 17*α*-Hydroxypregnenolon hydroxyliert werden. Progesteron kann über Hydroxylierung am C21-Atom zu Deoxycorticosteron und über zwei weitere Hydroxylierungen zu Aldosteron umgewandelt werden. Progesteron kann über Hydroxylierung am C17-Atom zu 17*α*-Hydroxyprogesteron und weiter über Deoxycortisol zu Cortisol hydroxyliert werden.

Merksprüche

- Als Merkspruch für die Schichtung der Nebennierenrinde dient die Buchstabenfolge *G-F-R*, von außen nach innen: Zonae *g*lomerulosa, *f*asciculata, *r*eticularis. Sie ist leicht zu merken, da GFR jedem Mediziner als Abkürzung für die glomeruläre Filtrationsrate ein Begriff ist.
- Analog kann die Folge *Salt, Sugar, Sex* für die Hauptfunktionen der in den Schichten produzierten Hormone dienen: *Salt* für Aldosteron, *Sugar* für Cortisol und *Sex* für die Androgene.

- Auch der Merkspruch für die Aufgaben der Nebennierenrindenschichten „Mineralwasser mit Zucker ist sexy“ vermittelt die Funktionen der Hormone: Mineralwasser für die Regulation des Wasserhaushalts (über Aldosteron), Zucker für das Glukokortikoidhormon Cortisol, und sexy für die Sexualhormone.

Nebennierenmark

Das **Nebennierenmark** (lateinisch *Medulla glandulae suprarenalis*) liegt im Inneren der Nebenniere und ist der Bildungsort von Adrenalin und Noradrenalin. Das Nebennierenmark entsteht ontogenetisch aus dem Nervensystem, genauer durch Auswanderung von Zellen aus der Neuralleiste. Diese ektodermalen *Chromaffinoblasten* entstammen also der Anlage des Grenzstrangs und sind modifizierte Nervenzellen. Man kann das Mark auch als sympathisches Paraganglion ansehen.

Es besteht aus so genannten *chromaffinen Zellen* (gut mit Chromsalzen anfärbbar) und multipolaren Ganglienzellen. Die chromaffinen Zellen werden aus A-Zellen (ca. 80 % der chromaffinen Zellen) und N-Zellen (auch NA-Zellen[5]) (ca. 20 %) gebildet. In A-Zellen wird Adrenalin und in N-Zellen Noradrenalin gebildet, gespeichert und bei Bedarf direkt an das Blut abgegeben.[6] Je nach produziertem Hormon werden die Zellen als *Epinephrocyti* bzw. *Norepinephrocyti* bezeichnet. Die multipolaren Ganglienzellen sind dem sympathischen Nervensystem zugehörig. An den multipolaren Ganglienzellen enden präganglionäre Axone der Nervi splanchnici major et minor.[6]

Das Nebennierenmark besteht weiterhin aus Bindegewebe, Blutgefäßen mit venösem Plexus und Nervenfas ern.

Embryologie

Das Nebennierenmark und die Nebennierenrinde stammen embryologisch aus unterschiedlichen Anteilen. Das Nebennierenmark stammt aus der ektodermalen Neuralleiste[6] und die Nebennierenrinde entstammt dem mesodermalen Zölomepithel der dorsalen Abdominalhöhle, in dem es im ersten Embryonalmonat entsteht.[5]

Die sich nach der Geburt zurückbildenden retroperitonealen Paraganglien, die entlang der Bauchaorta liegen, erfüllen vor der Geburt die gleiche Funktion wie das Nebennierenmark und setzen bei Sauerstoffunterversorgung Noradrenalin frei. Das größte retroperitoneale Paraganglion ist das paarig angelegte Zuckerkandl-Organ.[7]

Erkrankungen der Nebenniere

Infolge der Vielzahl der in der Nebenniere gebildeten Hormone können bei Störungen vielfältige Krankheitsbilder auftreten.

Eine angeborene Erkrankung ist die Kongenitale Nebennierenhyperplasie, die meist mit einem adrenogenitalen Syndrom verbunden ist.

Bei
der **Nebennierenrindenüberfunktion** (*Hyperkortizismus*, *Hyperadrenokortizismus*) unterscheidet man zwei Formen:

- Eine durch Erkrankung des Organs bedingte Überproduktion von Aldosteron führt zum *Hyperaldosteronismus* (Conn-Syndrom) mit erhöhtem Blutdruck und erniedrigtem Kaliumblutspiegel. Ursächlich für den Hyperaldosteronismus sind entweder einseitige Nebennierengeschwülste (*Conn-Adenom*) oder eine beidseitige Vergrößerung der Nebenniere (Nebennierenhyperplasie). Neben dem „klassischen" Conn-Syndrom sind Fälle eines „normokaliämischen" (Kaliumspiegel im Normbereich) Conn-Syndroms wesentlich häufiger und insgesamt die häufigsten Ursachen eines hormonell bedingten Bluthochdrucks. Eine verminderte Aldosteronproduktion wird als *Hypoaldosteronismus* bezeichnet. Sie tritt vor allem bei der primären Nebennierenrindeninsuffizienz (Morbus Addison) sowie dem Adrenogenitalen Syndrom auf.

- Eine vermehrte Glukokortikoidbildung führt zum *Hyperkortisolismus* (auch Cushing-Syndrom genannt). Dieser kommt häufiger beim Menschen, aber auch bei Hunden und Pferden (Equines Cushing-Syndrom) vor. Meist ist die Ursache eine Überproduktion von adrenokortikotropem Hormon (ACTH) in der Hirnanhangsdrüse, das die Bildung von Kortikoiden in der Nebenniere reguliert, seltener eine Erkrankung der Nebennierenrinde selbst. Das dadurch entstehende *Cushing-*

Syndrom äußert sich in erhöhtem Blutzuckerspiegel, Stammfettsucht, Hautveränderungen und Knochen- und Muskelabbau. Langzeitanwendungen mit entzündungshemmenden Glukokortikosteroiden (beispielsweise Prednisolon oder Dexamethason) haben entsprechende Nebenwirkungen. Eine verminderte Glukokortikoidbildung bezeichnet man als *Hypadrenokortizismus* (auch *Hypokortisolismus*), häufig kombiniert mit einer generellen Nebenniereninsuffizienz (Morbus Addison). Diese äußert sich durch schnelle Ermüdbarkeit, Appetitverlust, Abmagerung und im fortgeschrittenen Stadium durch eine dunkle, braun-gelbe Hautfarbe.

Unterfunktionen des Nebennierenmarks sind sehr selten. Durch Tumore (Phäochromozytom, Ganglioneurom) bedingte **Überfunktionen des Nebennierenmarks** können sich in anfallsartigem Bluthochdruck (paroxysmale Hypertonie) äußern.

Ein akuter Ausfall der Nebennierenfunktion (Waterhouse-Friderichsen-Syndrom) kann bei Septikämien auftreten, es gibt Blutung in den Nebennieren.

Das Myelolipom ist ein gutartiger Tumor, der meist ohne klinische Symptome einhergeht.

Das *Nebennierenkarzinom* (auch Nebennierenrindenkarzinom, Adrenokortikales Karzinom) ist ein seltener bösartiger Tumor.

Eine Nebennierenhypoplasie kann im Rahmen eines seltenen Syndroms auftreten, dem IMAGE-Syndrom (Akronym für: Intrauterine Wachstumsretardierung – metaphysäre Dysplasie – kongenitale Nebennierenhypoplasie – Genitalanomalien).[8]

Literatur

- Helga Fritsch, Wolfgang Kühnel: *Taschenatlas Anatomie.* Band 2: *Innere Organe.* Thieme, Stuttgart 2005, ISBN 3-13-492109-X.
- Hugo Černy, Uwe Gille: *Nebenniere, Glandula adrenalis s. suprarenalis.* In: F-V. Salomon u. a. (Hrsg.): *Anatomie für die Tiermedizin.* 2. erw. Auflage. Enke, Stuttgart 2008, ISBN 978-3-8304-1075-1, S. 629–631.
- Ludwig Weissbecker: *Krankheiten der Nebennierenrinde.* In: Ludwig Heilmeyer (Hrsg.): *Lehrbuch der Inneren Medizin.* Springer-Verlag, Berlin/Göttingen/Heidelberg 1955; 2. Auflage ebenda 1961, S. 1013–1025: und derselbe: *Krankheiten des Nebennierenmarkes.* Ebenda, S. 1060–1063.

Weblinks

Commons: Nebenniere – Sammlung von Bildern, Videos und Audiodateien

Wiktionary: Nebenniere – Bedeutungserklärungen, Wortherkunft, Synonyme, Übersetzungen

- SonoAtlas der Nebenniere

Einzelnachweise

1. ↑ Otto Westphal, Theodor Wieland, Heinrich Huebschmann: *Lebensregler. Von Hormonen, Vitaminen, Fermenten und anderen Wirkstoffen.* Societäts-Verlag, Frankfurt am Main 1941 (= *Frankfurter Bücher. Forschung und Leben.* Band 1), insbesondere S. 9–35 (*Geschichte der Hormonforschung*), hier: S. 17 f.
2. ↑ Sabine Schuchart: *Thomas Addison hatte den Forscherblick.* In: *Deutsches Ärzteblatt.* Band 115, Nr. 8, 23. Februar 2018, S. 76.
3. ↑ *FeedBack What Is Adrenal Gland? Adrenal Gland Diseases.* OrgansOfTheBody, abgerufen am 10. Oktober 2014.
4. ↑ Rothmund: *Endokrine Chirurgie.* 3. Auflage. Springer-Verlag, 2013, S. 391:
5. ↑ Ulrich Welsch, Thomas Deller, Wolfgang Kummer: *Lehrbuch Histologie.* 4. Auflage. Elsevier Urban&Fischer, München 2014, ISBN 978-3-437-44433-3, S. 443.
6. ↑ Gerhard Aumüller et al.: *Duale Reihe Anatomie*, 3. aktualisierte Auflage. Georg Thieme Verlag, Stuttgart 2014, ISBN 978-3-13-136043-4, S. 792–793.
7. ↑ Ulrich Welsch, Thomas Deller, Wolfgang Kummer: *Lehrbuch Histologie.* 4. Auflage. Elsevier Urban&Fischer, München 2014, ISBN 978-3-437-44433-3, S. 447.
8. ↑ *IMAGE-Syndrom.* In: *Orphanet* (Datenbank für seltene Krankheiten).

II. Wichtig:

So wichtig ist die Nebenniere[2]

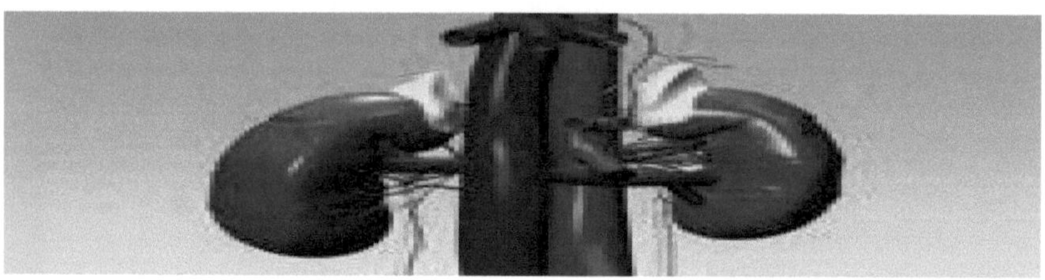

Die Nebennieren, hier gelb gefärbt, produzieren lebenswichtige Hormone.

Dass sie im Normalfall zwei Nieren haben, die den Körper entgiften, wissen viele. Dass sie darüber hinaus auch noch zwei Nebennieren besitzen, ist wenig bekannt. Dabei erfüllen die beiden Organe lebenswichtige Funktionen. Welche das sind, haben wir Dr. Jens Lutz von der Abteilung Nephrologie am Klinikum rechts der Isar der TU München gefragt.

- **Nierenerkrankungen:** Das sind die acht größten Nierenkiller
- **Wo befinden sich die Organe? :** Interaktive Körpergrafik
- **Nierenleiden:** Wer besonders gefährdet ist
- **Nierenkrankheiten:** Kranke Nieren sterben schleichend

Die Nebenniere hat nichts mit der Niere zu tun

Jeder Mensch hat zwei Nebennieren: Die rechte hat eine dreieckige Form, die linke ähnelt einem Halbmond. Auch wenn der Name es

---

[2] Vgl. https://www.t-online.de/gesundheit/id_45998982/nebenniere-warum-das-organ-so-wichtig-ist.html

vermuten lässt: "Mit der Niere haben sie funktionell nichts zu tun", sagt Lutz. Die wenige Zentimeter großen Organe verdanken ihre Bezeichnung vielmehr ihrer Lage; sie befinden sich jeweils am oberen Ende einer Niere. Die Hauptaufgabe der Nebenniere ist die Bildung von Hormonen, sie wird deshalb auch als Drüse bezeichnet.

Hormone der Nebenniere beeinflussen den Stoffwechsel

Das Besondere: Jede Nebenniere besteht aus einem inneren und einem äußeren Teil, die jeweils unterschiedliche Funktionen haben. Außen befindet sich die Nebennierenrinde. "In diesem Drüsenbereich werden über 40 Hormone produziert, die wichtigsten sind das Cortisol, das Aldosteron sowie die Sexualhormone", erklärt der Nierenexperte. Damit wirkt das Organ auf den Stoffwechsel und beeinflusst beispielsweise die Bildung von Blutzucker, baut Fett ab, wirkt entzündungshemmend und reguliert den Wasser- und Salzgehalt. Außerdem ist es mitverantwortlich für die Spermienproduktion, das sexuelle Verlangen oder die Potenz.

Hormondrüsen reagieren auf Stress

Der innere Teil der Nebenniere wird als Nebennierenmark bezeichnet. "Seine Aufgabe ist die Produktion der Hormone Adrenalin und Noradrenalin", weiß der Mediziner. Die beiden Stresshormone werden in so genannten Alarmsituationen wie Angst oder Stress freigesetzt und erhöhen die Herzfrequenz, die Atmung und den Blutdruck. Außerdem sorgen sie dafür, dass sich die Muskeln anspannen. Auf diese Weise bereiten die Hormone den

Körper auf Stress vor. In der Steinzeit bedeutete dies beispielsweise zu fliehen oder zu kämpfen.

Zu wenig Cortisol ist lebensgefährlich

Erkrankungen der Nebenniere sind zwar selten, aber gefährlich. Der Grund: "Es kommt zu einer Störung des Hormonhaushalts, das Organ produziert entweder zu viele oder zu wenige Hormone", sagt Lutz. Die Ursache dafür seien meistens Tumore, ergänzt der Arzt. Die Folgen der Funktionsstörung sind unterschiedlich: Wer zu viel Cortisol im Körper hat, leidet beispielsweise an der so genannten Stammfettsucht: "Die Betroffenen haben dünne Arme und Beine, dafür aber Fettansammlungen am Bauch und im Nacken", erklärt der Nierenspezialist. Typisch seien auch rote Streifen Haut der Haut, Diabetes und Bluthochdruck.

Zu wenig Cortisol, auch Morbus Addison genannt, macht sich hingegen mit Gewichtsverlust oder Müdigkeit bemerkbar. Schlimmstenfalls kann es zur so genannten Addison-Krise kommen. Dabei erleiden die Patienten einen lebensbedrohlichen Schock mit plötzlichem Blutdruckabfall.

Vorbeugen ist nicht möglich

Gefährlich ist auch, wenn die Nebenniere zu viele Stresshormone produziert: Es kommt zu plötzlichen Bluthochdruckattacken mit Kopfschmerzen, Schwindel und Herzrasen. Möglich sind auch Herzrhythmusstörungen oder eine Hirnblutung. Wer zu wenig Stresshormone im Körper hat, leidet häufig unter Schwindel, Ohrensausen, Kopf- und Herzschmerzen. Gefährdet sind unter anderem langjährige Diabetiker und Alkoholiker. Generell gilt: "Für Erkrankungen der Nebenniere gibt es keine typischen Risikofaktoren wie Rauchen oder Übergewicht. Oft stecken genetische Ursachen dahinter", sagt Lutz. Einer Störung vorzubeugen, ist deshalb nicht möglich.

III. Organ:[3]

Die **Nebenniere** ist ein paarig angelegtes Organ, das auf dem oberen Pol der beiden Nieren sitzt. Sie ist eine Hormondrüse, die in zwei Bereiche unterteilt ist – Nebennierenmark und Nebennierenrinde. Sie produzieren unterschiedliche Hormone wie das Stresshormon Adrenalin (im Mark). Lesen Sie hier alles Wichtige über die Nebenniere: Funktion, Anatomie und wichtige Erkrankungen!

Was ist die Nebenniere?

Die Nebenniere ist ein paarig angelegtes Organ, das verschiedenste Hormone produziert. Es ist etwa drei Zentimeter lang, eineinhalb Zentimeter breit und wiegt etwa fünf bis 15 Gramm. Jede Nebenniere ist in zwei Bereiche aufgeteilt: Nebennierenmark und -rinde.

Nebennierenmark

Hier im Inneren des Organs werden wichtige Nebennierenhormone aus der Gruppe der sogenannten Katecholamine produziert und ins Blut abgegeben:

- Adrenalin: wirkt zusammenziehend (konstriktiv) auf die Blutgefäße, steigert die Herzfrequenz und den Blutdruck;
- Noradrenalin: wirkt ebenfalls konstriktiv auf die Gefäße, verlangsamt aber den Puls und steigert die Herzdurchblutung;

[3] Vgl. https://www.netdoktor.de/anatomie/nebenniere/

- Dopamin: Vorstufe der beiden oben genannten Katecholamine, fungiert selbst aber auch als Hormon; hat zahlreiche Wirkungen (beeinflusst die Stimmung, steigert die Durchblutung der Bauchorgane etc.)

Die Zellen des Nebennierenmarks lassen sich gut mit Chromsalzen anfärben. Aus diesem Grund nennt man sie „chromaffine Zellen". Weitere Bestandteile des Marks sind Bindegewebe, Blutgefäße und Nervenfasern.

Nebennierenrinde

Auch in der Rindenregion werden Hormone produziert (Aldosteron, Cortisol, Androgene = männliche Sexualhormone). Lesen Sie mehr darüber im Beitrag Nebennierenrinde.

Welche Funktion hat die Nebenniere?

Die Funktion des paarigen Organs besteht in der Produktion und Ausschüttung verschiedener lebenswichtiger Hormone.

Das Nebennierenmark exprimiert Adrenalin und Noradrenalin, zwei „Stresshormone". Diese sind in kleinen Granula gespeichert und werden in Stress- und Alarmsituationen ins Blut abgegeben – immer wenn es darauf ankommt, möglichst viel Energie in kurzer Zeit zur Verfügung zu haben, um entweder fliehen oder kämpfen zu können. Diese Energie stellt der Körper in Form von Zucker zur Verfügung.

Gefördert wird die Ausschüttung der Katecholamine durch Acetylcholin, einen Botenstoff des Nervensystems. Adrenalin und Noradrenalin steigern die Herzfrequenz und den Blutdruck, beschleunigen die Atmung, erweitern die Atemwege und machen die Muskulatur bereit, sich anzuspannen und rasch zu reagieren. Gleichzeitig werden Systeme, die in diesen Momenten nicht gebraucht werden (wie der Magen-Darmtrakt), heruntergefahren.

Wo befindet sich die Nebenniere?

Auf jedem oberen Nierenpol sitzt eine Nebenniere. Die linke ist halbmondförmig, die rechte dreieckig.

Welche Probleme kann die Nebenniere verursachen?

Es gibt zahlreiche Nebennierenerkrankungen:

Ein Phäochromozytom ist ein meist gutartiger Tumor des Nebennierenmarks, der Adrenalin und Noradrenalin ausschüttet, bei unreifen Tumorformen (Phäochromoblastom, Neuroblastom) auch die Vorstufe Dopamin. Die Patienten leiden unter anfallsartigem Bluthochdruck, Kopfschmerzen, Schwitzen und haben eine blasse Haut (weil Adrenalin und Noradrenalin die Gefäße verengen).

Eine Vergrößerung oder gut- oder bösartige Tumoren der Nebenniere können zu einer Überproduktion des Hormons Aldosteron (in der Rindenregion) führen. Mediziner sprechen dann vom sogenannten Conn-Syndrom. Die Betroffenen haben einen schwer einstellbaren Bluthochdruck.

Wird aufgrund eines Nierentumors zu viel Cortisol produziert, entwickelt sich das Cushing-Syndrom. Typische Symptome sind

Stammfettsucht, Vollmondgesicht, Muskelschwäche und Bluthochdruck.

Bei einer Funktionsstörung der Rindenregion werden hier zu wenige Hormone (Aldosteron, Cortisol, Androgene) produziert. Es entwickelt sich die Addison-Krankheit (Morbus Addison). Zu den Symptomen zählen Braunfärbung der Haut, Müdigkeit, Appetitmangel und Gewichtsverlust, Hunger auf salzige Speisen, niedriger Blutdruck, Verdauungsbeschwerden wie Übelkeit und Erbrechen sowie psychische Symptome wie Depression und Reizbarkeit. Morbus Addison führt unbehandelt zum Tod.

Beim sogenannten Adrenogenitalen Syndrom (AGS) werden aufgrund eines Enzymdefekts zu wenig Cortisol und Aldosteron und zu viel Androgene produziert. Die betroffenen Säuglinge sind müde und apathisch. Durch den Überschuss an männlichen Sexualhormonen sind die Klitoris beziehungsweise der Penis und Hoden vergrößert. Die Mädchen vermännlichen, die Pubertät tritt vorzeitig ein.

IV. Glandula:[4]

Synonyme: Glandula suprarenalis, Glandula adrenalis
***Englisch**: suprarenal gland*

1 Definition

Die **Nebennieren** sind endokrine Drüsen, die üblicherweise kappenartig über den beiden Nieren liegen und durch eine dünne Fettschicht von diesen getrennt sind.

2 Anatomie

Die Nebennieren befinden sich im Retroperitonealraum und sitzen oberhalb des jeweiligen Nierenpols mit der Niere in einer gemeinsamen Kapsel. Im anatomischen Präparat erscheinen sie annähernd pyramidenförmig, wobei die linke Nebenniere ein eher sichelförmiges, die rechte ein eher dreieckiges Profil besitzt. Sie sind etwa 5 cm lang und 3 cm breit. Ihr durchschnittliches Gewicht wird mit 5 bis 10 g angegeben.

Die arterielle Versorgung der beiden Nebennieren erfolgt über drei Gefäße:

- Arteria suprarenalis superior: Ast der Arteria phrenica inferior
- Arteria suprarenalis media: direkter Abgang der Aorta abdominalis
- Arteria suprarenalis inferior: Ast der Arteria renalis

Der venöse Abfluss der Nebennieren erfolgt jeweils über die kurze, paarige Vena suprarenalis. Die rechte Vene mündet in die Vena

[4] Vgl. https://flexikon.doccheck.com/de/Nebenniere

cava inferior, die linke Vena suprarenalis drainiert in die Vena renalis sinistra. Sie unterhält häufig eine Anastomose zur Vena phrenica inferior.

3 Histologie

3.1 Nebennierenrinde

Die Nebennierenrinde (Cortex glandulae suprarenalis) befindet sich unter der Bindegewebskapsel (Capsula fibrosa) der Nebenniere und kann von außen nach innen in drei Schichten unterteilt werden:

- Zona glomerulosa: Azidophile Zellen, ballenartige Anordnung, produziert Mineralokortikoide, vor allem Aldosteron
- Zona fasciculata: Lipidhaltige, große Zellen mit säulenartiger Anordnung. Sie ist die breiteste Schicht und produziert Glukokortikoide (Cortison, Cortisol)
- Zona reticularis: Pigmenthaltige Zellstränge mit netzartiger Anordnung. Sie produzieren Androgene, vor allem Dehydroepiandrosteron (DHEA)

3.2 Nebennierenmark

Das Nebennierenmark (Medulla glandulae suprarenalis) hat spezifische Markzellen, diese sind chromaffin und funktionell modifizierte sympathische Neurone. Man unterscheidet zwei Typen:

- A-Zellen (80%): Sie produzieren Adrenalin
- N-Zellen (20%): Sie produzieren Noradrenalin

4 Embryologie

Die Nebenniere besteht funktionell und histologisch aus zwei Anteilen. Die Nebennierenrinde entsteht aus dem Mesoderm des Coelomepithels; ihre Entwicklung beginnt etwa in der 5. Schwangerschaftswoche. Im Verlauf der weiteren Entwicklung wandern Zellen des Neuroektoderms in die Nebennierenrinde ein und werden schließlich komplett eingeschlossen. Sie bilden das Nebennierenmark.

5 Funktion

Die Nebenniere ist eine Kombination von zwei endokrinen Drüsen. Während die Nebennierenrinde Steroidhormone (vor allem Mineralokortikoide, Glukokortikoide und Geschlechtshormone) synthetisiert, setzt das Nebennierenmark als modifiziertes peripheres sympathisches Ganglion die Neurohormone Noradrenalin und Adrenalin frei.

6 Pathophysiologie

Die Erkrankungen der Nebenniere sind zahlreich. Neben endokrinen Über- und Unterfunktionen in nahezu jedem sezernierenden System des Organs kommt es gelegentlich auch zur Bildung von Tumoren, vor allem des Marks (Phäochromozytome). Hierbei kann es über die erhöhte Freisetzung von Adrenalin und Noradrenalin zu bedrohlichen Blutdruckkrisen kommen.

V. Funktion:[5]

Jeder Mensch hat 2 Nebennieren. Die Nebennieren liegen am oberen Ende der Nieren. Eine Nebenniere ist etwa 3 Zentimeter lang und 1,5 Zentimeter breit und wiegt 5-15 Gramm. Die Nebenniere ist umgeben von einer Kapsel und besteht aus der außen liegenden Nebennierenrinde und dem inneren Nebennierenmark.

Übersicht:

- Nebennierenrinde
  - Funktion der Hormone der Nebennierenrinde
  - Erkrankungen der Nebennierenrinde
- Nebennierenmark
  - Erkrankungen des Nebennierenmarks

Nebennierenrinde

Die Nebennierenrinde produziert viele verschiedene Steroidhormone. Man unterscheidet 3 Hauptgruppen:

- Kortisol (Glukokortikoid)
- Aldosteron
- Androgene

Menge und Zeitpunkt der Hormonproduktion regelt vor allem das **Nebennierenrinden-stimulierende Hormon** (adrenocortikotropes Hormon, ACTH) aus der Hypophyse.

---

5 Vgl. https://www.internisten-im-netz.de/fachgebiete/hormone-stoffwechsel/hormondruesen-und-moegliche-erkrankungen/nebenniere/

ACTH wiederum wird durch das **Corticotrope-releasing Hormon** (CRH) aus dem Hypothalamus kontrolliert.

Die Hormonproduktion unterliegt einem Regelkreis: Soll die Nebennierenrinde mehr Hormone produzieren und ausschütten, produziert der Hypothalamus mehr Corticotrope-releasing Hormon, das die Hypophyse zur Bildung von **Nebennierenrinden-stimulierendem Hormon** anregt. Dieses stimuliert dann die Hormonproduktion in der Nebennierenrinde. Sind genügend Nebennierenrindenhormone im Körper vorhanden, wird dies an die Hypophyse und den Hypothalamus gemeldet (negative Rückkopplung) und die Produktion wird gedrosselt.

Die Bildung von Aldosteron wird zusätzlich durch die Menge an Natrium und Kalium im Blut und durch das Renin-Angiotensin-Aldosteron-System kontrolliert: Sinkt der Natriumwert im Blut oder steigen der Renin- oder Kaliumwert, ist das ein Reiz für die Nebennierenrinde, mehr Aldosteron zu bilden. Steigt der Natriumwert oder das Blutvolumen und sinkt der Kaliumwert, wird die Aldosteron-Produktion gebremst.

Funktion der Nebennierenrindenhormone

- **Glukokortikoide**

  Kortisol wirkt vor allem auf den Stoffwechsel. Es erhöht die Zuckerneubildung, baut Fett ab und erhöht den Abbau von Eiweiß. Zusätzlich wirkt es entzündungshemmend und unterdrückt das Immunsystem. Kortisol ist neben den Katecholaminen ein wichtiges Stresshormon. Es reagiert allerdings langsamer als die Katecholamine Adrenalin oder Noradrenalin.

- **Aldosteron**
  Aldosteron und andere Mineralokortikoide kümmern sich um den Salz- und Wasserhaushalt. Sie sorgen dafür, dass die Konzentrationen von Natrium und Kalium konstant gehalten werden. Sie bewirken, dass in der Niere und im Darm mehr Natrium in das Blut aufgenommen wird. Da Natrium Wasser bindet, steigt gleichzeitig das Blutvolumen. Der Körper kann so den Blutdruck erhöhen.
- **Androgene**
  Androgene sind Sexualhormone, die im Körper in das Geschlechtshormon Testosteron umgewandelt werden. Nur etwa 5% der Androgene beim Mann stammen aus der Nebennierenrinde, der Rest wird in den Hoden gebildet. Testosteron fördert das Wachstum und die Funktion von Penis und Hodensack, es reguliert die Produktion der Spermien, fördert die Körperbehaarung, steigert das sexuelle Verlangen und die Potenz und fördert den Muskelaufbau. Bei der Frau äußert sich ein Androgenüberschuss durch Akne und Anzeichen für eine Vermännlichung wie tiefe Stimme, Ausbleiben der Regel, Vermännlichung der Körperproportionen und Vergrößerung der Klitoris. Wie viele Androgene produziert werden, regelt das adrenocortikotropes Hormon (ACTH) aus der Hirnanhangsdrüse.

Erkrankungen der Nebennierenrinde

Durch verschiedene Erkrankungen kann die Hormonproduktion in der Nebennierenrinde gestört werden. Dabei kann die Nebennierenrinde entweder zu viele Hormone bilden und ausschütten (Überfunktion) oder zu wenige produzieren (Unterfunktion).

Überfunktion der Nebennierenrinde

Überproduktion von Kortisol:

Durch verschiedene Krankheiten kann es dazu kommen, dass die Nebennierenrinde zu viel Kortisol herstellt. Dieses Krankheitsbild heißt Morbus Cushing. Eine mögliche Ursache ist z. B. ein Tumor in der Hirnanhangsdrüse, der adrenocortikotropes Hormon produziert, das die Kortisol-Bildung in der Nebennierenrinde fördert. Auch andere bösartige Tumore (z. B. Lungenkrebs) können adrenocortikotropes Hormon bilden und so einen Morbus Cushing auslösen. Die Kortisol-Produktion kann auch durch einen Tumor in der Nebennierenrinde oder durch beidseitig vergrößerte Nebennierenrinden angekurbelt werden und zu einem Morbus Cushing führen.

Kranke mit einem voll ausgebildeten Morbus Cushing haben ein ganz typisches Aussehen: Sie haben ein großes, rundes Gesicht, Fettansammlungen im Bauchbereich und im Nacken und dünne Beine und Arme. Die Patienten neigen zu Akne und haben eine dünne, pergamentartige Haut. Es kommt zu Störungen im Zuckerstoffwechsel, manche Patienten entwickeln einen Diabetes.

Um einen Morbus Cushing zu behandeln, muss der Arzt zunächst die Ursache finden. Ein Tumor wird - wenn möglich - entfernt oder bestrahlt. Falls dies nicht möglich ist, erhält der Patient Medikamente, die die Kortisol-Produktion hemmen.

Überproduktion von Aldosteron (Hyperaldosteronismus = **Conn-Syndrom**)

Die Aldosteron-produzierenden Zellen in der Nebennierenrinde können sich aus ungeklärten Gründen vermehren. Auch ein Tumor der Nebennierenrinde kann zu einer Aldosteron-Überproduktion führen.

Wichtiges Krankheitszeichen einer Aldosteron-Überproduktion ist Bluthochdruck. Außerdem sinken durch Aldosteron die Kaliumwerte im Blut. Der Kaliummangel macht sich durch Muskelschwäche, Verstopfung, häufiges Wasserlassen und großen Durst bemerkbar. Die Krankheit wird entweder mit Medikamenten behandelt oder die auslösende Ursache, z. B. der Tumor, operiert.

Unterfunktion der Nebenniere

Produziert die Nebenniere nicht genügend Kortisol, nennen Mediziner dies auch Nebennierenrindeninsuffizienz. Man unterscheidet eine primäre von einer sekundären Form. Bei der primären Nebennierenrindeninsuffizienz liegt die Ursache in der Nebennierenrinde selbst: Die häufigste Ursache ist eine Autoimmunerkrankung. Die Hormonzellen können aber auch durch Tumore sowie durch Infektionskrankheiten wie Tuberkulose zerstört werden. Dabei werden die hormonbildenden Zellen der Nebennierenrinde zerstört, so dass sie keine Hormone mehr bilden können. Diese Krankheit nennt man Morbus Addison.

Bei der sekundären Nebennierenrindeninsuffizienz findet sich die Ursache der Unterfunktion in der Hirnanhangsdrüse oder im Hypothalamus. Ist die Hormonproduktion im Hypothalamus oder in der Hirnanhangsdrüse durch einen Tumor, Entzündungen, Durchblutungsstörungen oder nach einer Strahlenbehandlung gestört, können die Organe nicht mehr genügend Corticotropin-releasing Hormon (CRH) bzw. Nebennierenstimulierendes Hormon (ACTH) bilden. Fehlen diese beiden Hormone, stellt die Nebennierenrinde nicht mehr genügend Kortisol her.

Menschen mit einem Kortisol-Mangel sind müde und antriebslos, verlieren Gewicht und haben einen niedrigen Blutdruck und wenig Appetit. Bei Frauen setzt die Monatsblutung aus, sie verlieren die Schambehaarung. Beim Morbus Addison, sind die Haut (insbesondere Brustwarzen), frische Narben und das Nagelbett dunkler als gewöhnlich. Bei Menschen mit einer Störung im Bereich der Hirnanhangsdrüse ist die Haut blass. Häufig haben die Betroffenen im Alltag keine Beschwerden. Erst wenn der Körper bei körperlichem oder psychischem Stress mehr Kortisol braucht, kann sich die Krankheit plötzlich mit Blutdruckabfall, Schock, Durchfall und Erbrechen äußern. Mediziner nennen diese lebensgefährliche Notsituation „Addison-Krise". Eine Nebennierenrindeninsuffizienz wird mit Kortisol behandelt. Patienten mit einem Morbus Addison erhalten zusätzlich Mineralkortikoide.

Nebennierenmark

Das Nebennierenmark gehört zum sympathischen Nervensystem. Es produziert die so genannten Katecholamine Adrenalin, Noradrenalin und Dopamin. Diese Hormone werden in kleinen Körnchen im Bereich der Zellen (Granula) gespeichert, aus denen sie sehr rasch bei Bedarf in das Blut abgegeben werden können. Die Ausschüttung der Katecholamine wird durch Azetylcholin, einem Botenstoff des Nervensystems, gefördert. Die Katecholamine wirken auf ihren Zielzellen an bestimmten Andockstellen, an alpha oder beta-Rezeptoren. Katecholamine haben diverse Wirkungen im Körper. Sie sind „Stresshormone" und bereiten den Körper auf eine Stressreaktion vor: Sie steigern Blutdruck und Herzfrequenz, erhöhen den Blutzuckerspiegel, steigern die Schweißsekretion, stoppen die Darmtätigkeit und erweitern die Atemwege.

Krankheiten des Nebennierenmarkes

Überproduktion von Katecholaminen

Das **Phäochromozytom** ist ein Tumor im Nebennierenmark oder an anderen Körperstellen, der übermäßig Katecholamine bildet. Die Patienten leiden unter hohem Blutdruck und bekommen anfallsartig Bluthochdruck-Attacken mit Kopfschmerzen, Herzklopfen und Schwindelgefühlen. Die Patienten schwitzen stark, sind Blass und haben Angstgefühle. Als Komplikation können Herzrhythmusstörungen, Herzschwäche oder eine Hirnblutung auftreten. Zwischen den Anfällen geht es den Patienten meist gut. Manche Patienten verlieren Gewicht oder haben Kreislaufprobleme.

Mangel an Katecholaminen

Bei bestimmten Nervenerkrankungen, z. B. im Rahmen eines langjährigen Diabetes mellitus, bei Alkoholikern, bei verminderter Bildung des roten Blutfarbstoffes Hämoglobin (Porphyrie) oder Amyloidose kann auch das Nebennierenmark in Mitleidenschaft gezogen werden. Darüber hinaus kann das Nebennierenmark durch einen Tumor oder eine Operation so zerstört werden, dass es nicht mehr genügend Hormone produziert.

Der Mangel an Katecholaminen äußert sich durch eine gestörte Blutdruckregulation: Den Patienten wird schnell schwindelig, manche werden ohnmächtig. Außerdem leiden die Patienten unter Ohrensausen, Kopfschmerzen, Herzklopfen oder Schmerzen in der Herzgegend. Gegen den Katecholamin-Mangel verschreibt der Arzt blutdrucksteigernde Medikamente.

VI. Konstrukt:[6]

Der menschliche Körper stellt ein sehr kompliziertes Konstrukt dar, bei dem viele Komponenten zusammenspielen, wobei diese Komponenten alle Organe umfassen und jedes einzelne davon eine spezifische Funktion erfüllt. Dabei gibt es einige Organe, bei deren Versagen der gesamte Mechanismus vollkommen zusammenbrechen und letztendlich der Tod eintreten würde. Zu diesen lebensnotwendigen Organen gehört die **Nebenniere**.

Was ist eine Nebenniere?

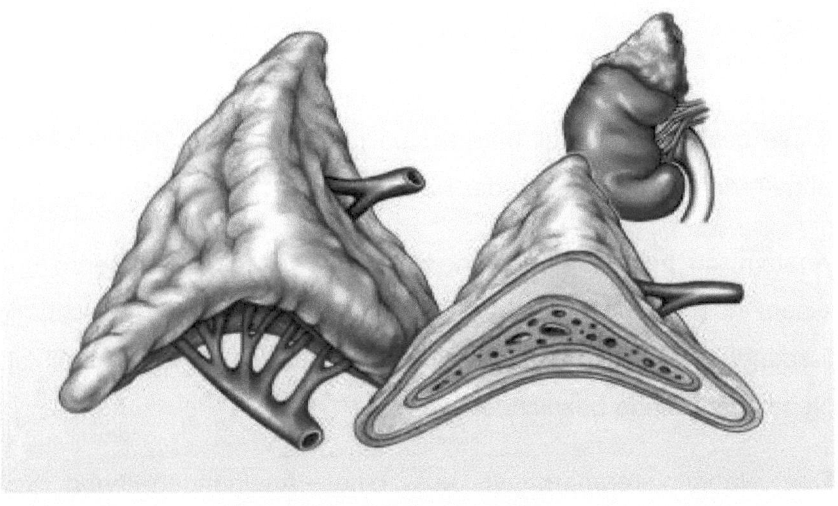

Schematische Darstellung zur Anatomie und Aufbau der Nebenniere. Klicken, um zu vergrößern.

[6] Vgl. https://medlexi.de/Nebenniere

Die lateinischen Namen der **Nebenniere** lauten Glandula suprarenalis beziehungsweise Glandula adrenalis. Es handelt sich bei diesem Organ um eine paarige Hormondrüse, welche sich beim Menschen jeweils über den oberen Polen der Nieren befindet.

Die Nebenniere ist dem vegetativen Nervensystem und dem hormonellen Regelkreislauf untergeordnet. Sie besteht aus zwei Organen, welche sich funktionell unterscheiden.

Während das Nebennierenmark als eines von beiden dem sympathischen Nervensystem zuzuordnen ist und als Hauptfunktionen die Produktion von Adrenalin und Noradrenalin beinhaltet, ist die Nebennierenrinde am Zucker-, Wasser- und Mineralstoffhaushalt und an der Steroidhormonproduktion beteiligt.

Anatomie & Aufbau

Diese beiden funktionell unterschiedlichen Organe befinden sich in abgetrennten Teilregionen der **Nebenniere**.

Anatomisch betrachtet besteht sie dabei aus einem äußeren und einem inneren Teil. Der innere Teil bekommt dabei die Bezeichnung Nebennierenmark zugesprochen, während der äußere Anteil als Nebennierenrinde bezeichnet wird.

Das Nebennierenmark ist aus einer Aneinanderreihung von Nervenzellen aufgebaut und zählt damit im Grunde genommen zum Nervensystem. Die Nebennierenrinde hingegen besteht aus 3 unterschiedlichen Schichten, welche sich jedoch nur bei näherer

Betrachtung unter dem Mikroskop deutlich voneinander unterscheiden lassen.

Funktionen & Aufgaben

Beide sind nicht nur vom Aufbau her unterschiedlich, sondern besitzen auch jeweils andere Funktionen. Die Nebennierenrinde dient hauptsächlich zur Hormonproduktion. Unter der Vielzahl an produzierten Hormonen befinden sich Sexualhormone und die Hormone Aldosteron und Cortisol.

Aldosteron gehört zu den Mineralcortikoiden und steuert den körperlichen Salzhaushalt, wobei es sich bei den betroffenen Salzarten um Kalium und Natrium handelt. Es hat weiterhin Einfluss auf den Blutdruck, da es durch ein erhöhtes Zurückhalten von Natrium in der Nierenregion im Körper gleichzeitig ein verstärktes Rückhalten von Wasser bewirkt.

Dem Cortisol lässt sich im Gegensatz dazu als Hauptaufgabe die Bereitstellung von Zucker als Energieträger zuordnen. Diesen Prozess vollzieht es, indem es eine Stimulation im Bereich der Gluconeogenese herbeiführt. Diese körpereigenen Speicher werden dabei dazu veranlasst, Zucker herzustellen. Weiterer Zucker entsteht durch den Fettabbau und den Abbau körpereigener Zuckerdepots. In beiden Fällen wird Energie gewonnen.

Daneben besitzt Cortison weitere Funktionen wie Wirkungssteigerung bei Stresshormonen wie Adrenalin und eine Entzündungshemmung durch eine Dämpfung des gesamten Immunsystems. In der Nebennierenrinde werden zudem auch

Sexualhormone produziert. Im Nebennierenmark erfolgt eine Produktion von Transmittern, welche auch als Botenstoffe bezeichnet werden.

Die hier gebildeten Hormone gehören zu den biogenen Aminen und werden vom Nebennierenmark in den Blutkreislauf abgegeben. Das Nebennierenmark produziert des Weiteren die Stresshormone Adrenalin und Noradrenalin, die dann freigesetzt werden, wenn sich der Körper in einer Alarmsituation befindet.

Krankheiten

Da in der **Nebenniere** viele verschiedene Hormone produziert werden, können dabei auch Störungen in unterschiedlichsten Variationen auftreten. Die Erkrankungen hängen dabei entweder mit einer Unterfunktion oder einer Überfunktion des Organs zusammen.

Am bedeutsamsten sind dabei Tumore, da diese zu einer Überfunktion der Niere und im Extremfall durch Verdrängung des Gewebes der Nebenniere von einer Einschränkung der Funktion bis zu einem vollkommenen Nebennierenausfall führen können. Beispiele für solche Erkrankungen sind Hyperaldosteronismus, bei der es zu einer Überproduktion von Aldosteron kommt, die eine zu starke Verringerung des Kaliumblutspiegel und einen erhöhten Blutdruck zur Folge hat.

Eine weitere Erkrankung ist Hyperadrenokortizismus, bei welchem eine erhöhte Glukortikoidproduktion eintritt. Anhand eines erhöhten Blutzuckerspiegels, Muskel- und Knochenabbau und Hautveränderungen ist diese Form erkennbar. Eine weitere

Erkrankung, die sich in plötzlich auftretendem Bluthochdruck äußert, ist eine Unterfunktion des Nebennierenmarks.

Diese tritt jedoch relativ selten auf. Ein weiteres Beispiel für eine Erkrankung, die im Zusammenhang mit der Nebenniere auftreten kann, ist das Waterhouse-Friderichsen-Syndrom, bei welchem die Nierenfunktion akut aussetzt.

Typische & häufige Nierenerkrankungen

- Nierenschwäche (Niereninsuffizienz)
- Akutes Nierenversagen
- Chronische Niereninsuffizienz (chronisches Nierenversagen)
- Nierenbeckenentzündung
- Nierenentzündung

Quellen

- Benninghoff/Drenckhahn: Anatomie. Urban & Fischer, München 2008
- Marischler, C.: BASICS Endokrinologie. Urban & Fischer, München 2013
- Keller, C.K., Geberth, S.K.: Praxis der Nephrologie. Springer, Berlin 2010

VII. Endokrin:[7]

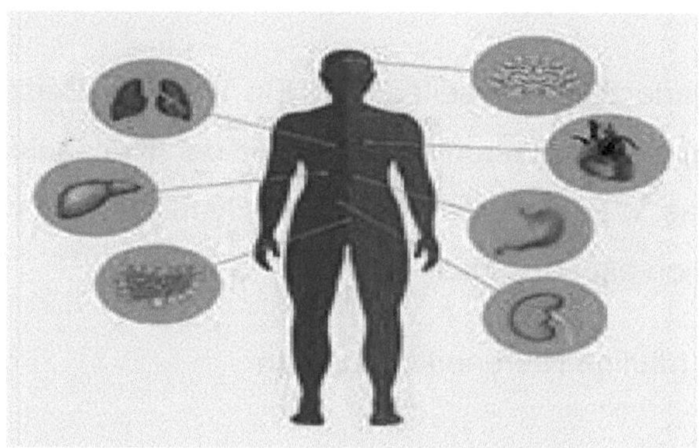

Alles rund um die Nebennieren des Menschen

Die Nebennieren gehören zum endokrinen System des menschlichen Organismus. Sie sind zwar nicht besonders groß, allerdings produzieren sie eine Vielzahl an wichtigen Hormonen, die der Körper zum Überleben benötigt.

Im Folgenden werden die einzelnen Funktionen der Nebenniere genauer behandelt.

Des Weiteren erfolgt eine detaillierte Auseinandersetzung mit der Anatomie des Organs. Ferner werden Krankheiten, die die Nebennieren betreffen, genauer betrachtet.

Was ist eine Nebenniere?

Die Nebennieren sind Drüsen, die zum endokrinen System des menschlichen Organismus gehören. Sie produzieren eine Vielzahl an Hormonen. Dazu zählen unter anderem Adrenalin und die

[7] Vgl. https://krank.de/anatomie/nebenniere/

Steroide Aldosteron und Cortisol. Die Nebennieren befinden sich direkt oberhalb der Nieren.

Der menschliche Körper verfügt über zwei Nebennieren. Jede Nebenniere hat eine äußere Rinde in der Steroid-Hormone produziert werden. Des Weiteren haben die Drüsen einen inneren Kern, der als Medulla (Nebennieren-Mark) bezeichnet wird.

In der Nebennieren-Rinde werden die drei Haupt-Typen der Steroid-Hormone gebildet. Dies sind Mineralocorticoide, Glucocorticoide und Androgene. Die Mineralocorticoide, wie beispielsweise das Aldosteron, helfen dabei den Blutdruck zu regulieren und den Elektrolyt-Haushalt auszugleichen. Zu den Glucocorticoiden zählen zum Beispiel das Cortisol und das Corticosteron. Diese Hormone sind an der Regulation des Metabolismus beteiligt und unterdrücken das Immunsystem.

In dem am tiefsten liegenden Gewebe der Nebennieren werden die Androgene gebildet. Die Androgene sind Vorstufen der Sexual-Hormone. Diese Vorstufen-Hormone werden über den Blut-Kreislauf zu den Geschlechts-Drüsen befördert, wo sie in voll funktionsfähige Sexual-Hormone umgewandelt werden. Die Stress-Hormone Adrenalin und Noradrenalin werden ebenfalls in der Nebenniere gebildet.

Es gibt eine Reihe von hormonellen Störungen, die eine Dysfunktion der Nebennieren zur Ursache hat. Zum Beispiel führt eine Überproduktion des Hormons Cortisol zu dem sogenannten Cushing-Syndrom. Eine unzureichende Produktion des Hormons wird hingegen mit der Addisonschen Krankheit in Verbindung gebracht. Ein weiteres Beispiel ist das adrenogenitale Syndrom, welches auf einer Dysfunktion der hormoneller Kontroll-Mechanismen basiert. Oftmals werden an den Nebennieren auch Tumore entdeckt.

Funktionen & Aufgaben

Die Nebennieren geben verschiedenste Hormone ab, welche von Enzymen entweder direkt in der Drüse oder in anderen Organen metabolisiert werden. Diese Hormone spielen eine wichtige Rolle in essentiellen biologischen Prozessen.

Corticosteroide

Diese Gruppe von Steroiden werden in der Rinde der Nebenniere produziert. Die Namensgebung der einzelnen Hormone ist auf ihre Funktion im menschlichen Organismus zurückzuführen. Die Mineralocorticoide wie das Aldosteron regulieren beispielsweise die Konzentration von Mineralstoffen im Blut.

Des Weiteren ist diese Hormon-Klasse für den Blutdruck und das Blutvolumen verantwortlich. Die Glucocorticoide wiederum beeinflussen den Protein-Metabolismus. Darüber hinaus nehmen sie Einfluss auf die Verstoffwechselung von Fetten und Zucker.

Mineralocorticoide

Das in den Nebennieren produzierte Aldosteron ist ein wichtiges Hormon in der Regulierung des Mineralstoff-Haushaltes. In den Nieren sorgt das Aldosteron dafür, dass die Ausscheidung von Natrium gehemmt wird beziehungsweise dass Kalium– und Wasserstoff-Ionen ausgeschieden werden.

Das Hormon ist für circa zwei Prozent des absorbierten Natriums in den Nieren verantwortlich. Dies entspricht dem gesamten Natrium-Gehalt im Blut-Kreislauf des Menschen, der bei einer normalen glomerulären Filtrations-Rate anfällt.

Die Natrium-Retention wird unter anderem hochgefahren, wenn die Schweiß-Drüsen aktiviert werden. Angiotensin II und extrazelluläres Kalium sind die wichtigsten Regulatoren der Aldosteron-Produktion.

Der Gehalt an Natrium im Körper ist unmittelbar mit dem extrazellulären Volumen verbunden, welches wiederum den Blutdruck beeinflusst. Daher sind die Effekte des Aldosterons auf die Natrium-Retention essentiell für die Blutdruck-Regulation.

Glucocorticoide

Cortisol ist das am häufigsten vertretene Hormon der Glucocorticoide im menschlichen Körper. In Lebewesen, die kein Cortisol produzieren, wird diese Rolle von dem Corticosteron übernommen. Glucocorticoide sind an einer Vielzahl von Stoffwechsel-Vorgängen beteiligt.

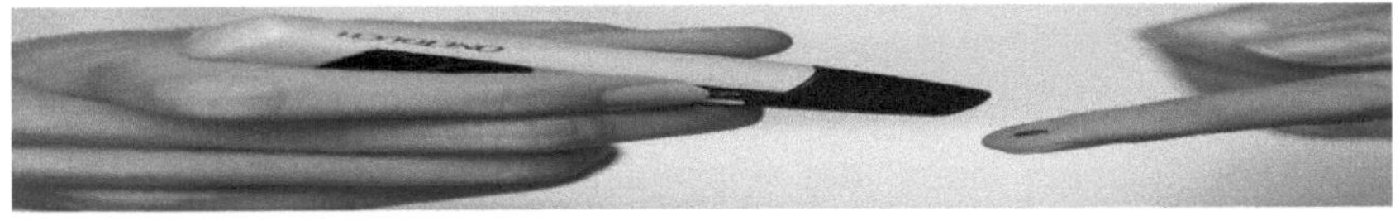

Die Regulation des Blutzucker-Spiegels ist wichtig

Wie der Name vermuten lässt, erhöhen diese Hormone den Zirkulations-Level von Glucose im Organismus. Dies wird erreicht, indem Aminosäuren aus Protein-Gruppen mobilisiert und anschließend in der Leber zu Glucose synthetisiert werden. Zusätzlich erhöhen die Hormone der Glucocorticoide die Konzentration von freien Fettsäuren im Blut. Die freien Fettsäuren können wiederum von den Zellen auch als Energie-Lieferant genutzt werden.

Neben der Regulation des Blutzucker-Spiegels und der Energieversorgung der Zellen bewirken die Glucocorticoide, dass das Immunsystem unterdrückt wird. Ferner liegt ein entzündungshemmender Effekt vor. Das Cortisol mindert die Fähigkeit der Osteoblasten (Osteoblasten sind Zellen, die für die Bildung neuen Knochengewebes benötigt werden) neues Knochengewebe zu produzieren und reduzieren darüber hinaus die Fähigkeit des Organismus Kalzium über den gastro-intestinalen Trakt aufzunehmen.

Die Konzentration des Cortisols ist über den Tag nicht gleichmäßig verteilt. Am Morgen ist die Produktion des Hormons am höchsten. Gegen Abend flacht sie wieder ab. In Stress-Situationen wird die Cortisol-Produktion deutlich erhöht.

Bildung der Cortine

Alle Corticosteroide (kurz auch Cortine) haben das Cholesterol als Vorläufer. Daher muss der Organismus zur Produktion dieser Hormone Cholesterol aufnehmen oder synthetisieren. Die Zellen in der Nebenniere, können das Cholesterol über zwei verschiedene Wege aufnehmen.

Der Hauptteil des Cholesterols wird über die Nahrungsaufnahme bereitgestellt und mittels des Blutkreislaufes zu den Zellen transportiert. Ein geringerer Teil wird direkt in den Zellen durch Synthese erzeugt. Falls die Blut-Konzentration an Cholesterol zu stark sinkt, kann dies durch die Zell interne Synthese kompensiert werden.

An der unmittelbaren Synthese der Steroide sind eine Vielzahl an Enzymen beteiligt, die sich in der inneren Membran der Mitochondrien befinden. Die Schichten der Nebenniere unterscheiden sich hinsichtlich der Fähigkeit verschiedene Hormone zu produzieren.

Regulation der Cortine

Die Glucocorticoid-Synthese wird durch die Hirnanhangsdrüse reguliert. Hierzu setzt die Drüse bestimmte Hormone in den Blutkreislauf frei. Die Hirnanhangsdrüse wird wiederum durch ein Hormon gesteuert, welches wiederum von den Neuronen im Hypothalamus abgegeben wird.

Die Abgabe von Mineralocorticoiden wird wiederum durch das Renin-Angiotensin-Aldosteron-System, die Konzentration von Kalium im Blut und einem weiteren Hormon geregelt. In der Niere bestehen sensorische Einheiten, die den Blutdruck aufnehmen. Je nach Bedarf wird das Hormon Renin abgegeben, das wiederum bewirkt, dass über einen Zwischen-Mechanismus Aldosteron freigesetzt wird.

Adrenalin & Noradrenalin

Diese beiden Hormone gehören zur Klasse der Katecholamine. Es handelt sich hierbei um wasserlösliche Moleküle, die über eine Brenzkatechin- und eine Amin-Gruppe verfügen.Die Nebennieren sind für den Großteil des im Blutkreislauf zirkulierenden Adrenalins, jedoch nur für einen kleinen Teil des Noradrenalins verantwortlich.

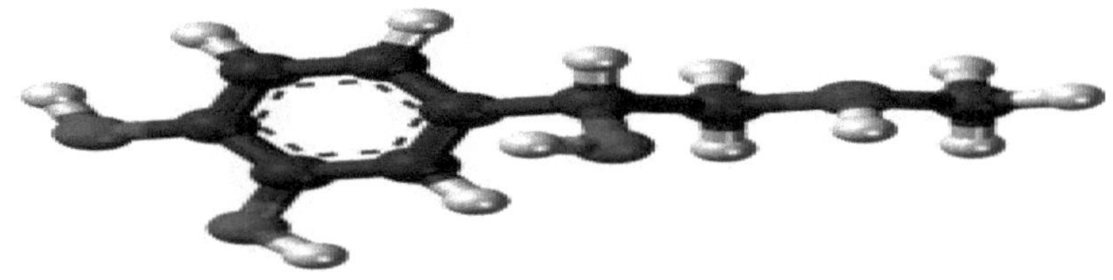

Adrenalin

Diese Hormone werden im Mark der Nebenniere produziert, welches aus einem dichten Netzwerk feiner Blutgefäße besteht. Werden die Hormone ausgestoßen, bewirken sie einen Anstieg des Blutdruckes und der Herz-Frequenz.

Diese Hormone sind für den sogenannte Kampf-/Fluchtmechanismus verantwortlich. Hierbei erhöht sich ebenfalls die Atemfrequenz.

Adrenalin und Noradrenalin werden in den Nebennieren aus der Aminosäure L-Tyrosin gebildet. Diese wird entweder direkt aus der Nahrung aufgenommen und über den Blutkreislauf zu den Zellen transportiert oder durch Synthese aus der Aminosäure L-Phenylalanin in der Leber bereitgestellt.

Die Ausschüttung dieser Hormone wird über die Aktivierung des Sympathikus reguliert.

Androgene

In den Nebennieren werden ebenfalls die Vorstufen der Sexualhormone gebildet. Das wichtigste ist hierbei das Dehydroepiandrosteron, kurz DHEA. Im Allgemeinen haben diese Vorstufen-Hormone keinen Effekt auf den menschlichen Körper, erst nachdem sie in den Geschlechts-Drüsen umgewandelt wurden. In den Geschlechts-Drüsen werden das Testosteron und das Östrogen gebildet.

Im Überblick

Zusammenfassung der wichtigsten Funktionen der Nebennieren:

- Regulierung des Mineralstoffhaushaltes
- Regulierung des Blutdruckes
- Entscheidender Einfluss auf den Energie-Haushalt und den Blutzucker-Spiegel
- Verantwortlich für die Stress-Reaktion des Körpers
- Bildung wichtiger Sexual-Hormone

Anatomie & Aufbau

Die Nebennieren befinden sich auf beiden Seiten des Körpers. Dabei sind sie mittig über den Nieren angeordnet. Beim Menschen ist die rechte Nebenniere Pyramiden förmig, während die linke eine Halbmond-Form aufweist.

Die Nebennieren haben ungefähr eine Breite von drei Zentimetern, bei einer Länge von fünf Zentimetern und einer Tiefe von einem Zentimeter. Zusammen haben sie ein Gewicht von etwa sieben bis zehn Gramm. Die Nebennieren besitzen eine gelbe Farbe.

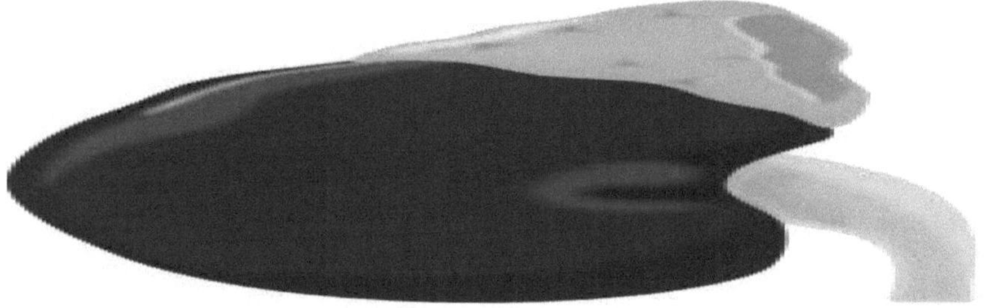

Die Nebennieren sind jeweils von einem stark Fett haltigen Gewebe umschlossen und liegen in der Nieren-Faszie, die auch die Nieren umschließt. Nur eine dünne, schwache Wand aus Gewebe trennt die Nebennieren von den Nieren. Die Nebennieren sind direkt unter dem Zwerchfell angeordnet.

Jede Nebenniere lässt sich in zwei Teile unterteilen, von denen jeder wiederum eine bestimmte Funktion hat. Dies sind die Nebennieren-Rinde und das Nebennieren-Mark. Beide Teile produzieren Hormone.

Nebennieren-Rinde

Die Nebennieren-Rinde ist die äußerste Schicht der Nebenniere. Die Rinde kann wiederum in drei Zonen unterteilt werden. Eine Untersuchung unter einem Mikroskop offenbart, dass die drei Zonen ein unterschiedliches Erscheinungsbild haben. Des Weiteren differenzieren sie auch in der Hormon-Produktion. Im Allgemeinen werden in den Nebennieren Aldosteron, Cortisol und Androgene produziert.

Die äußerste Schicht der Nebennieren-Rinde trägt die lateinische Bezeichnung Zona glomerulosa. Diese Schicht liegt direkt unter der faserigen Kapsel der Drüse. Die Zellen in dieser Schicht formen ovale Gruppen, die durch dünne Gewebe-Schichten von der faserigen Kapsel getrennt sind.

Zwischen den einzelnen Zell-Gruppen liegen wiederum weit verzweigte Kapillaren. Die Zona glomerulosa ist der Haupt-Produzent für das Hormon Aldosteron, einem Mineralocorticoid. Das Hormon wird über das Enzym Aldosteron-Synthase gebildet. Aldosteron spielt eine entscheidende Rolle in der Langzeit-Regulierung des Blutdrucks.

Die mittlere Schicht trägt die lateinische Bezeichnung Zona fasciculata. Die Zellen in dieser Schicht sind verantwortlich für die Produktion von Glucocorticoiden, wie zum Beispiel das Cortisol. Diese Schicht macht circa achtzig Prozent des Volumens der Nebennieren-Rinde aus. In der Zona fasciculata sind die Zellen in

Reihen angeordnet, die radial von dem Nebennieren-Mark ausgehen.

Die dritte und am tiefsten liegende Schicht trägt die lateinische Bezeichnung Zona reticularis. Diese Schicht grenzt direkt an das Nebennieren-Mark. Ihre Hauptaufgabe besteht in der Produktion der Androgene DHEA, DHEA-Sulfat und Androstendion (hierbei handelt es sich um einen Vorläufer des Testosterons). Die kleinen Zellen der Zona reticularis formen unregelmäßige Fäden und Klumpen, die durch feine Blutgefäße und Gewebe voneinander getrennt sind.

Nebennieren-Mark

Das Nebennieren-Mark befindet sich im Zentrum jeder Nebenniere und wird von der Nebennieren-Rinde umschlossen. Die hier befindlichen Zellen sind für einen Großteil der Produktion der Katecholamine Adrenalin und Noradrenalin verantwortlich. In dem Nebennieren-Mark werden circa achtzig Prozent des Adrenalins und etwa zwanzig Prozent Noradrenalins abgesondert.

Das Nebennieren-Mark wird über den Sympathikus angesteuert. Die verbindenden Nervenbahnen entspringen dabei den Wirbelkörpern T5 bis T11. Das Nebennieren-Mark sondert die Hormone direkt an den Blutkreislauf ab.

Blutversorgung

Die Nebennieren haben eine der höchsten Blutversorgungsraten bezogen auf die Gewebe-Masse im Vergleich mit anderen Organen des menschlichen Körpers. Jede Nebenniere wird von bis zu sechzig kleinen Arterien durchzogen. Die Hauptversorgung ist über drei große Arterien gegeben. Das Blut wird über zwei große Venen abtransportiert.

Ausprägung & Gene

Unterschiede in der Ausbildung der Nebennieren

Je nach genetischer Vorprägung sind unterschiedliche Ausprägungen der Nebennieren möglich. Beispielsweise kann es sein, dass sich die Nebennieren gar nicht oder nur teilweise ausbilden. Diese Fehlentwicklungen sind oftmals mit einer Nieren-Insuffizienz verbunden. Andere Missbildungen zeigen sich durch ein Fehlen der Nebennieren-Rinde oder einer anderen Position im Körper.

Krankheiten & Beschwerden

Krankheiten, Beschwerden & Störungen der Nebennieren

Es gibt eine große Anzahl an Krankheiten der Nebennieren, die eine reguläre Funktionsweise beeinträchtigen und teilweise mit signifikanten Beschwerden einhergehen. Beispielsweise können Über- oder Unterfunktionen bestehen, die durch genetische Faktoren bestimmt sind oder im Laufe des Lebens erworben werden.

Addisonsche Krankheit

Bei der Addisonschen Krankheit kann die Nebennieren-Rinde keine Hormone mehr produzieren, da sie zerstört wurde. Die Krankheit wird auch als erste Nebennieren-Insuffizienz bezeichnet. Das erste Mal wurde die Krankheit durch Dr. Thomas Addison im Jahre 1855 in London beschrieben.

Der gewöhnliche Auslöser der Addisonschen Krankheit war Tuberkulose. Mit der Entdeckung von Antibiotika konnte dieser Hauptgrund eingedämmt werden.

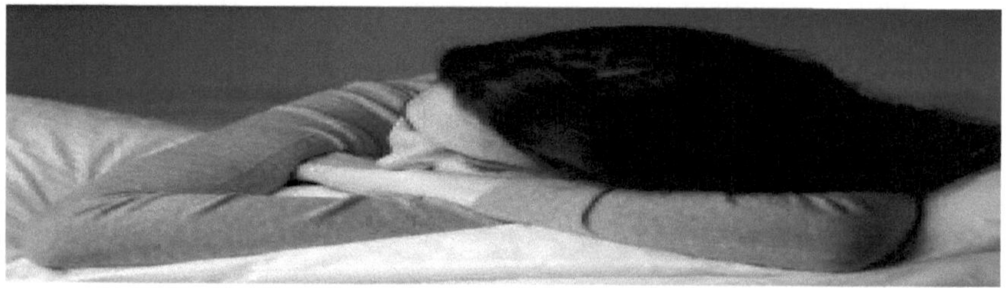

Bei der Addisonschen Krankheit kommt es zu Symptomen wie z. B. Müdigkeit

Heutzutage wird die Addisonsche Krankheit hauptsächlich durch Autoimmun-Erkrankungen ausgelöst. Dabei bildet der Körper fälschlicherweise Anti-Körper gegen die Zellen der Nebennieren-Rinde. Dies führt zu einer langsamen Zerstörung des Gewebes. Der Prozess kann Monate bis Jahre dauern.

Symptome & Ursachen

Mit dem zunehmenden Verlust der Hormone Aldosteron und Cortisol, die in der Nebennieren-Rinde produziert werden, entwickeln sich typischerweise Symptome einer chronischen Müdigkeit, ein zunehmender Appetit-Verlust und ein sich anschließender Gewichtsverlust. Des Weiteren ist der Blutdruck erniedrigt und die betroffene Person hat Schwierigkeiten beim Stehen. Ferner sind Schwindel, Erbrechen und Durchfall üblich.

Die Muskeln des Betroffenen sind oftmals schwach und verkrampfen sich. Es machen sich darüber hinaus psychische Veränderungen bemerkbar. Viele Patienten sind emotional gereizt und erleben eine Depression. Da der Körper stetig Natrium verliert, besteht ein HeißHunger auf salziges Essen. Wenn fast kein Cortisol mehr produziert wird, färbt sich die Haut dunkel.

Unglücklicherweise werden die langsam fortschreitenden Symptome der Addisonschen Krankheit meistens fehl-interpretiert. Erst wenn ein Ereignis, wie eine Erkältung, ein Unfall oder eine Operation eigentlich eine gesunde Reaktion der Nebennieren hervorrufen müsste, wird diese Krankheit erkannt. Im Falle eines solchen Ereignisses besteht unmittelbare Lebensgefahr.

Hinweise zum Bestehen der Addisonschen Krankheit liefert oftmals die Beschwerde-Historie des Patienten. Ferner sind eine unübliche dunkle Pigmentierung der Haut und des Zahnfleisches ein Hinweis auf die Krankheit. Meistens wird die Addisonsche Krankheit allerdings zufällig durch Routine-Tests beim Hausarzt festgestellt.

Auslöser für einen Verdacht sind erhöhte Kalium-Werte, niedrige Natrium-Werte im Blut, eine plötzliche Verschiebung des Verhältnisses bestimmter Blutkörperchen oder ein überraschendes EKG beziehungsweise Oberkörper-Röntgenbild, die durch einen hohen Kalium-Gehalt oder niedriges Blutvolumen zu begründen sind.

Um die Krankheit definitiv diagnostizieren zu können, muss der Gehalt an Aldosteron und Cortisol im Blut sowie dem Urin getestet werden. Da der Grund für die Erkrankung ein Fehlen der beiden zuvor genannten Hormone ist, werden diese substituiert. Cortisol wird durch ein oral gegebenes Hydro-Cortison ersetzt. Der Mangel an Aldosteron wird durch die Gabe von Tabletten aufgefangen, die Fludro-Cortison enthalten.

Die Sekundäre Form

Sekundäre Nebennieren-Insuffizienz

Die sekundäre Nebennieren-Insuffizienz ist dadurch charakterisiert, dass im Gegensatz zur Addisonschen Krankheit die Nebennieren-Rinde zwar nicht beschädigt ist, allerdings die Funktion nicht ausreichend durch das adrenocorticotrope Hormon (acth), welches in der Hirnanhangsdrüse gebildet wird, stimuliert wird.

Die Hauptgründe für die sekundäre Nebennieren-Insuffizienz sind demnach das Fehlen des acth-Hormons oder eine Unterdrückung der Produktion. Da das Hormon in der Hirnanhangsdrüse gebildet wird und diese von dem Hypothalamus angesteuert wird, kann die Zerstörung einer dieser beiden Gehirnareale zu einem Defizit in der Produktion führen.

Typische Erkrankungen der Hirnanhangsdrüse sind Tumore. Bei der chirurgischen Entfernung eines Tumors oder einer Chemo-Therapie wird das Organ oftmals beschädigt. Ein weiterer Grund für die Zerstörung des Organs kann eine Entzündungs-Krankheit sein.

Ebenfalls kann die Produktion adrenocorticotropen Hormons durch die Einnahme von Medikamenten gehemmt werden.

Da mit zunehmendem Fortschritt der Krankheit das Cortisol-Level sinkt, sind die folgenden Beschwerden zu erwarten:

- Anhaltende Müdigkeit
- Appetit-Verlust
- Gewichts-Verlust
- Übelkeit
- Erbrechen
- Durchfall
- Muskel-Schwäche
- Gereiztheit
- Depression

Da das Aldosteron im Gegensatz zur primären Nebennieren-Insuffizienz üblicherweise noch vorhanden ist, kommt es meist nicht zu einem Absenken des Blutdruckes beziehungsweise zur Ausbildung von Muskel-Krämpfen.

Die sekundäre Nebennieren-Insuffizienz lässt sich zum einen durch die Krankheitshistorie des Patienten diagnostizieren. Wurde dem Patienten die Hirnanhangsdrüse beziehungsweise der Hypothalamus entfernt oder sind diese Gehirnareale zerstört worden, ist als Folge mit einem acth-Defizit und daher einer sekundären Nebennieren-Insuffizienz zu rechnen.

Routinemäßige Blutuntersuchungen zeigen üblicherweise keine Besonderheiten aus denen sich Rückschlüsse über eine mögliche Erkrankung ziehen lassen. Erst eine genaue Untersuchung des Cortisol-Levels im Blut des Patienten gibt Aufschluss über das Bestehen einer sekundären Nebennieren-Insuffizienz. Die sekundäre Nebennieren-Insuffizienz wird durch die Gabe von Glucocorticoiden behandelt.

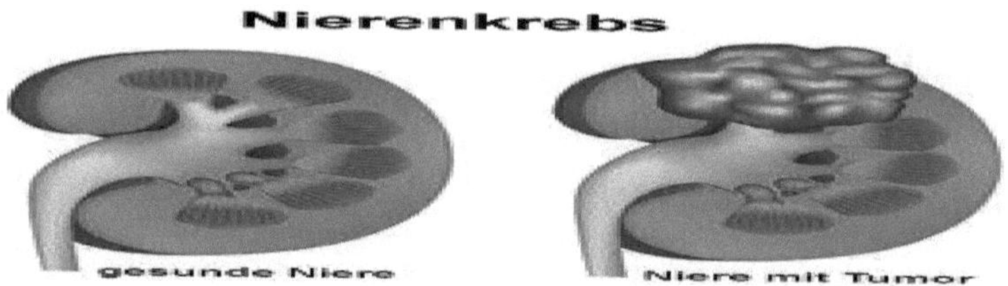

Darstellung von Nierenkrebs

Typische Erkrankungen

Übliche Krankheiten und Störungen der Nebennieren sind:

- Gutartige Tumore der Nebennieren
- Krebs der Nebennieren
- Addisonsche Krankheit
- Cushing Syndrom
- Androgenitales Syndrom
- Hyperaldosteronismus
- Sekundäre Nebennieren-Insuffizienz
- Adrenoleukodystrophie

Häufige Fragen & Antworten

Hier finden Sie Antworten auf häufig gestellte Fragen zu den Nebennieren.

Was sind die Folgen von erhöhten Cortisol-Blut-Werten?

Wenn die Nebennieren zu viel Cortisol produzieren, kann dies unerwünschte Folgen haben (die Überproduktion an Cortisol ist unter der Bezeichnung Cushing Syndrom bekannt). Häufigste Beschwerden sind eine unerwünschte Gewichtszunahme, die Ausbildung von Diabetes, Muskelschwäche oder ein Zusammenbruch.

Des Weiteren ändert sich die Verteilung von Fett das im Gewebe eingelagert wird. Die Arme und Beine sind meistens dünn, während der Bauch dick ist. Zudem kann es sein, dass die Knochen-Dichte reduziert ist. Ferner wird von Depressionen und Gedächtnis-Problemen berichtet. Tritt das Cushing Syndrom im Kindheits- oder Jugendalter auf, kann es zu einer Unterbrechung des Wachstums beziehungsweise der Pubertät kommen.

Muss ein kleiner Tumor an den Nebennieren entfernt werden?

Mit der zunehmenden Verwendung der Magnet-Resonanz-Tomographie beziehungsweise der Computer-Tomographie ist heutzutage die Wahrscheinlichkeit höher, dass Ärzte Tumore an den Nebennieren entdecken. Mit fortschreitendem Alter eines Menschen steigt darüber hinaus die Wahrscheinlichkeit der Ausbildung eines solchen Tumors.

Die meisten dieser Tumore sind jedoch gutartig und müssen nicht entfernt werden. Sollte ein solcher Tumor entdeckt werden, ist eine Blut- und Urinuntersuchung hinsichtlich einer erhöhten Hormon-Produktion empfehlenswert.

Welche Hormone werden in der Nebenniere gebildet?

In der Nebenniere wird eine große Anzahl unterschiedlicher Hormone gebildet. In der Nebennieren-Rinde werden Mineralocorticoide (zum Beispiel Aldosteron), Glucocorticoide (beispielsweise Cortisol) und Androgene (Sexual-Hormone) gebildet. Der innere Kern, das Nebennieren-Mark, ist für die Produktion der Katecholamine (zum Beispiel Adrenalin) verantwortlich.

VIII. Schwäche:

Nebennierenschwäche: Ein anderes Wort für Burn-Out?[8]

Die Nebennierenschwäche ist eine Ansammlung von Symptomen, die auf eine unzureichenden Nebennierenfunktion bzw. Cortisolproduktion zurückzuführen ist. Der Grund für eine Erschöpfung der Nebennieren ist in den meisten Fällen chronischer Stress. Wie beim Burn-Out auch.

Inhalte im Überblick Anzeigen

Ob in Folge von beruflichem Stress oder seelischem Stress, aber auch in Form von einer lang anhaltenden, chronischen Erkrankung wie zum Beispiel Candida-Albicans, unbehandelte Nahrungsmittelintoleranzen, HPU / KPU, besteht die Gefahr einer Überforderung der Nebennieren, welche dann zu einer Funktionsstörung mit drastischen Folgen führen kann.

In erster Linie liegt die Hauptsymptomatik einer Nebennierenschwäche in einer starken Erschöpfung, Schwäche und Müdigkeit, gefolgt von Allergien, Schlaflosigkeit, Konzentrationsschwierigkeiten, Ängsten, Panik, ständigen Infekten usw.

Was heutzutage häufig als Burn-Out beschrieben wird, ist im Grunde nichts anderes als eine totale Nebennierenerschöpfung. Allerdings wird in solchen Fällen den Nebennieren keine Beachtung

---

8 Vgl. https://www.hashimoto-info.de/nebennierenschwaeche-zf.html#:~:text=%20Symptome%20einer%20Nebennierenschw%C3%A4che%20%201%20auff%C3%A4llige%20Bl%C3%A4sse,12%20Verlust%20der%20Libido%2013%20Salzhunger%20More%20

geschenkt, obwohl man heutzutage die Nebennierenschwäche sehr gut und recht kostengünstig diagnostizieren kann.

Die Nebennierenschwäche betrifft nahezu alle Organe

Eine Nebennierenschwäche kann dem Betroffenen sehr stark zusetzen und im wahrsten Sinne des Wortes das Leben zerstören, denn je weiter die Nebenniere ihre Cortisolproduktion zurückfährt, umso mehr sind nahezu alle Organe betroffen, was natürlich eine sehr stark ausgeprägte Symptomatik mit sich bringt.

Infografik: Stressreaktion – Vorgänge die bei einer Nebennierenschwäche nicht mehr vollständig ablaufen

Dauerhaft treten starke Veränderungen auf biochemischer als auch auf zellulärer Ebene auf, die Defizite im Bezug auf das Herz-Kreislaufsystem, den Fettstoffwechsel, den Flüssigkeitshaushalt als auch das Sexleben mit sich bringen.

Dies kann soweit führen, dass der Betroffene kaum mehr in der Lage ist überhaupt das Bett zu verlassen, geschweige dem, ein normales Leben zu führen.

Was genau sind die Nebennieren und was ist ihre Funktion?

Die Nebennieren sind Hormondrüsen und sitzen beim Menschen auf den oberen Polen der Nieren. Sie produzieren Sexualhormone, Glucocorticoide und Mineralokortikoide, welche der Mensch zum überleben benötigt.

Von den wichtigsten Glucocorticoide muss in erster Linie das Cortisol erwähnt werden, welches in der Nebennierenrinde hergestellt wird. Dieses Hormon reguliert unseren Blutzucker, es wirkt antientzündlich und koordiniert die Stressbewältigung.

Zu den Mineralokortikoide gehört das Hormon Aldosteron, welches für den Wasserhaushalt zuständig ist und auch in der Nebennierenrinde produziert wird. Es reguliert den Blutdruck indem es Natrium zurückhält. Zudem werden weitere Hormone im Nebennierenmark hergestellt, wozu das Adrenalin und das Noradrenalin gehören.

Zudem interagieren die Nebennieren und die Schilddrüse sehr stark miteinander und beeinflussen sich gegenseitig. Die Nebenniere muss in der Lage sein, die von der Schilddrüse bereitgestellte Energie zu verkraften und umzusetzen. Ist dies nicht der Fall, sind auch Probleme mit der Schilddrüse vorprogrammiert.

Falls beide Organe nicht mehr vollständig arbeiten, muss natürlich auch die Schilddrüse mit behandelt werden, wobei die Nebennierenbehandlung gegebenenfalls vorgezogen werden sollte, da ansonsten eine zufrieden stellende Schilddrüseneinstellung kaum Möglich ist.

Wer ist besonders anfällig für eine Nebennierenschwäche ?

Im Grunde kann jeder eine Nebennierenschwäche bekommen. Zu den häufigsten Auslösern gehören z.B. der klassische Stress im Beruf, in Kombination mit zu wenigen Ruhepausen, schlechte, einseitige Ernährung die wiederum zu Darmbeschwerden und somit Stress für den Organismus führen kann.

Aber auch Drogenmissbrauch, Operationen, zu wenig Schlaf, seelische Krisen, Jobverlust und der Verlust eines geliebten Menschen strapazieren die Nebennieren sehr stark.

Auch chronische Entzündungen im Körper, eine defekte Darmflora, lang anhaltende Pilzbelastungen im Darm mit Candida Albicans, Schwermetallbelastungen und vor allem auch die HPU / KPU, eine Stoffwechselerkrankung, bei der verstärkt das Vitamin B6, Zink und Mangan ausgeschieden werden, was zu einer deutlich abgesenkten Entgiftung des Körpers führt, belasten die Nebennieren dauerhaft.

Im Grunde kann man sagen, dass alles was Stress verursacht, ob seelisch oder auch körperlich, ist auf Dauer sehr schädlich und kann eine Nebennierenschwäche hervorrufen.

Symptome einer Nebennierenschwäche

- auffällige Blässe im Gesicht mit dunklen Augenrändern
- kollapsartige Zustände mit niedrigem Blutdruck und niedrigem Puls
- Das morgendliche Aufstehen wird zur Qual
- Schwindel / benebeltes Gefühl im Kopf
- Müdigkeit und Schwäche sind stark ausgeprägt
- absoluter Mangel an Energie
- Die Merkfähigkeit lässt stark nach
- schlechte Wundheilung
- dauernd krank und anfällig für jegliche Infekte
- Appetitlosigkeit
- niedrige Körpertemperatur
- Depressionen und Ängste
- Muskelschwäche
- Muskelverspannungen im oberen Rücken und Nacken
- keine Stresstoleranz / zittern bei Stress
- Verstopfung oder Durchfall
- Unterzuckerung
- Verlust der Libido
- schwache Gedächtnisleistung
- Gewichtszunahme / Fettansammlung um die Taille, welche sich kaum abtrainieren lässt
- Besserung der Beschwerden nach einer Mahlzeit

- Salzhunger
- Besserung der Beschwerden im Urlaub

Dies ist nur ein kleiner Auszug der Symptome, die auftreten können. Dadurch das der Cortisolmangel viele Organe in Mitleidenschaft zieht, können zusätzlich organspezifische Symptome hinzukommen.

Falls Sie feststellen, dass einige der oben genannten Symptome auf Sie zutreffen und bereits die üblichen, organischen Ursachen medizinisch ausgeschlossen wurden, sollten Sie eine Nebennierenschwäche in Betracht zu ziehen.

Vor allem wenn Sie sich selbst eingestehen können, unter dauerhaftem Druck und Stress zu leben, ist die Wahrscheinlichkeit einer Nebennierenschwäche recht hoch.

Wie wird eine Nebennierenschwäche getestet und diagnostiziert

Es gibt diverse Möglichkeiten, nach der Nebennierenschwäche zu suchen. Die meisten Ärzte sind immer noch der Meinung, dass es ausreichen würde Cortisol im Blut bestimmen zu lassen. Dies ist meiner Meinung nach absoluter Quatsch, da Cortisol sehr stark abhängig vom aktuellen Stresslevel während der Blutentnahme ist und zudem erhält man durch nur eine Messung nur eine Momentaufnahme des Cortisolspiegels. Somit ist dies eine nicht besonders aussagekräftige Möglichkeit.

Eine weitaus bessere Variante ist die Messung des Cortisolgehaltes im 24-Stunden Urin. Hierbei wird die Ausscheidung über 24h gesammelt und anschließend gemessen. Die Aussagekraft ist in jedem Fall höher als beim Bluttest, allerdings erhalten wir bei dieser Testung auch nur eine Gesamtmenge an Cortisol.

Da die meisten Menschen mit einer Nebennierenschwäche eine gestörte Tagesrhythmik haben, bringt diese Messung auch nicht sonderlich viel und würde nur aufdecken, wenn über den ganzen Tag zu wenig Cortisol ausgeschüttet wird.

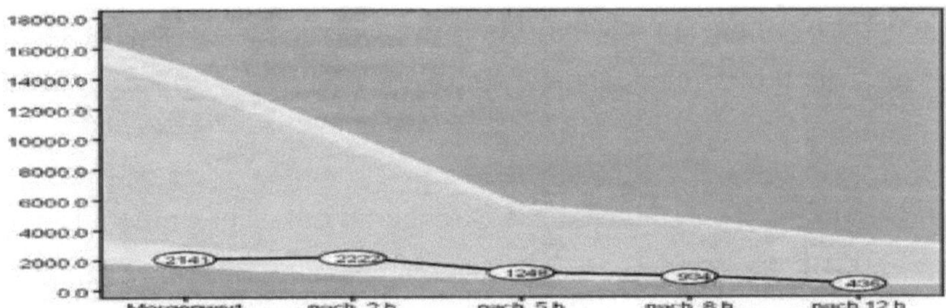

Cortisol-Tagesprofil mit sehr niedrigen Cortisolwerten im Tagesverlauf

Will man sich ein sehr genaues Bild über den Cortisolspiegel und Tagesverlauf machen, bleibt im Grunde nur der Cortisolspeicheltest. Hierbei werden über 12 Stunden verteilt fünf bis 7 mal eine Speichelprobe genommen.

Auf diese Weise lässt sich eine visuelle Kurve im Bezug auf den tatsächlichen Verlauf des Cortisols darstellen und eine Nebennierenschwäche demaskieren.

Denn Cortisol hat seinen absoluten Höchststand morgens gegen 6:00h und fällt zum Abend hin kontinuierlich ab.

Wie man bei meinem Cortisoltest unschwer erkennen kann, fehlt der Morgenpeak komplett und die anderen Werte über den Tag verteilt sind zu niedrig. Ich denke besser lässt sich der Cortisolverlauf über den Tag nicht darstellen.

Wie wird die Nebennierenschwäche therapiert ?

Die gute Nachricht ist: Die Nebennierenschwäche lässt sich wieder komplett beheben! Vorausgesetzt man findet seine persönliche Ursache für den körperlichen oder seelischen Stress und ist bereit dazu, diesen über eine lange Distanz zu eliminieren. Anders geht es leider nicht.

Im Gunde müssen zunächst alle Stressoren beseitigt werden. Damit meine ich beruflichen Stress, genauso wie Beziehungsstress, Sorgen um die finanzielle Lage und so weiter. Aber auch körperlichen Stress. Entzündungen, Zahnherde, Nahrungsmittelintoleranzen, Fastfood, exzessiver Sport, Schwermetallbelastungen z.B. Amalgam im Mund, etc.

Ruhephasen und Schlaf sind sehr wichtig, wenn man an einer Nebennierenschwäche leidet. Allerdings ist dies einfacher getan als gesagt, denn wenn die Cortisolproduktion gestört ist, leidet auch die Schlafqualität darunter und man kann unter umständen gar nicht gut und lange schlafen, auch wenn man es gerne möchte. In solchen Fällen muss man ganz explizit auf eine gute Schlafhygiene achten.

Wichtig ist, dass man wirklich spätestens um 22:00h im Bett liegt und maximal noch etwas liest, aber nicht mehr am Computer arbeitet oder noch fernsieht, da dies die Schlafqualität enorm herabsetzt. Wenn man versucht dann noch länger aufzubleiben, werden die Nebennieren noch mal so richtig gefordert und müssen die letzten Cortisolreserven mobilisieren.

Auf diese Weise ist es kaum möglich die Nebennieren zu entlasten. Falls Sie Probleme mit dem Einschlafen haben, können Sie versuchen zum Abend hin etwas Magnesium einzunehmen. Wenn dies nicht hilft, könnte Melatonin in kleineren Dosen hilfreich sein.

Alkohol, Energy-Drinks, Kaffee, Süßigkeiten und schnelle Kohlenhydrate sollten komplett vom Speise- und Getränkeplan gestrichen werden. Diese Nahrungsmittel übersäuern den Darm und stressen die Nebennieren durch das hochschießen des Blutzuckers und dem darauf folgendem Blutzuckerabsturz. Diesen muss die Nebenniere daraufhin kompensieren, was auch der Entlastung der Nebenniere entgegenwirkt.

Leichte Sportübungen und ein bisschen Bewegung an der frischen Luft sind sehr förderlich bei einer Nebennierenschwäche und reduzieren alle Arten von Stress. Der Körper wird mit Sauerstoff versorgt, die Blutzirkulation wird angekurbelt. Zudem wird durch moderate Bewegung der Insulin- und Blutzuckerspiegel normalisiert. Genauso wie Schilddrüsenhormon- und Cortisolspiegel.

Wichtig ist die Unterstützung mit den nötigen Mikronährstoffen, Mineralien und Vitaminen. Vitamin B5, Vitamin C, Vitamin E und Vitamin D sind essentiell. Allerdings in höheren Dosen. Vitamin B5 kann bedenkenlos bis 1500mg eingenommen werden. Vitamin C sogar bis 3000mg pro Tag.

Auch eine hormonelle Unterstützung in Form von DHEA, Progesteron und Pregnenolon sind häufig sehr hilfreich. Allerdings sollte hier vorher der Status im Urin oder im Speichel abgeklärt werden, bevor eine Einnahme geplant ist.

Mir persönlich hilft Cytozyme AD ®, ein hormonloses Nebennierenextrakt und Phytocortal N ®, ein homöopathisches Mittel zur Stimulation der Nebennieren und Süssholzwurzeltee.

Leider wird zu häufig und vorschnell Cortison verschrieben. Meist in Form von Hydrocortison oder Prednisolon. Cortison soll die Nebennieren entlasten, hat aber oft den Effekt, dass die Nebennieren ihre Funktion soweit herunterfahren, dass nach dem Absetzten des Cortisons die Funktion der Nebenniere nicht wieder aufgenommen wird und man dann oft ein leben lang auf künstliches Cortison angewiesen bleibt.

Mir hat keine Form des Cortisons geholfen. Weder Hydrocortison, noch Prednison oder Prednisolon. Ganz im Gegenteil – alle meine Beschwerden wurde nur noch schlimmer. Auch alle anderen Betroffenen die ich kenne, haben mit Cortison eher mehr Probleme als einen Nutzen gehabt. Ein Absetzen des Cortisons war mir auch nur durch einen kleinen Trick möglich.

Ich habe in dieser heiklen Phase Phytocortal N ® durch das Cortison ersetzt. Auf diese Weise konnten die Nebennieren stimuliert werden und haben glücklicherweise ihre Funktion wieder aufnehmen können.

Bei der Nebennierenschwäche muss man allerdings verstehen, dass weniger meist mehr ist und es nichts bringt, alle Mikronährstoffe und Hormone in rauen Mengen zuzuführen, in der Hoffnung, dass die Nebennierenschwäche schnell verschwindet.

Auch hier lautet das Zauberwort „Geduld“ ! Nur mit einer konstanten Behandlung und Einhaltung einer unschädlichen Lebensweise kommt man ans Ziel.

IX. Hochsensibilität:

Hochsensibilität und Nebennierenschwäche[9]

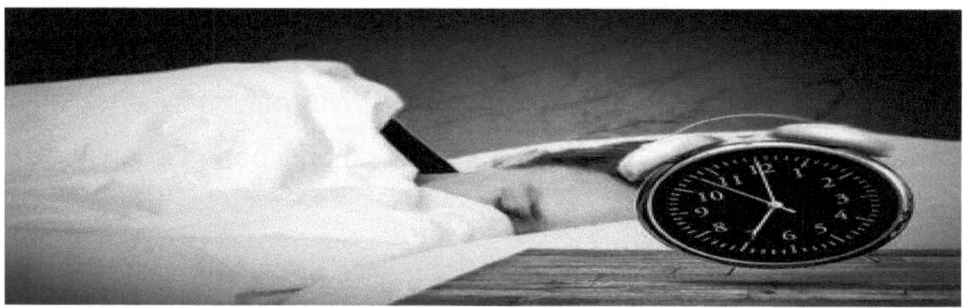

„Nach dem dritten Burnout und div. sog. „Autoimmunkrankheiten“ (chronische Herpesinfektion, Fibromayalgie, Hashimoto, Nebennierenschwäche, HPU) ist mir endlich klar geworden, dass ich nicht funktionieren kann in den üblichen Strukturen der Arbeitswelt und ich habe den Mut gefunden, mich selbständig zu machen.

Ich habe es bereits seit langem vermutet, aber jetzt habe ich es tatsächlich schwarz auf weiß: Ich leide unter einer Nebennierenschwäche. Ich vermute: seit Jahren, aber der Tod meiner Mutter im Februar wird der Tropfen gewesen sein, der das Fass zum Überlaufen brachte. Zum Glück bin ich mittlerweile bei einer Heilpraktikerin in Behandlung. Schon letztes Jahr hatte ich das Buch *Grundlos erschöpft* von Dr. James L. Wilson* gelesen und mich wiedererkannt in den

9 Vgl. https://www.eft-fuer-hochsensible-menschen.de/hochsensibilitaet-und-nebennierenschwaeche/

Symptombeschreibungen einer Nebennierenschwäche

- Sie sind sehr stressanfällig
- Sie kommen morgens kaum aus dem Bett
- Sie sind immer müde (egal, wieviel Sie schlafen)
- Vor 10 Uhr werden Sie nicht richtig wach
- Sie haben keine Energie
- Sie können Ihre täglichen Aufgaben kaum noch bewältigen
- Ihre Libido hat sich verabschiedet
- Sie brauchen grundsätzlich länger um sich zu erholen
- Ihre Toleranzschwelle sinkt
- Ihre Gehirnleistung lässt nach (Das Gedächtnis läßt Sie öfter im Stich und es fällt Ihnen schwer sich zu konzentrieren)
- Sie sind niedergeschlagen und deprimiert
- Sie haben weniger Spaß
- Sie haben ein Energieloch am Nachmittag zwischen 15 und 17 Uhr
- Wenn Sie etwas gegessen haben, geht es Ihnen sofort besser
- Sie haben ein Verlangen nach salzigen, fett- und eiweißreichen Speisen
- Sie nehmen schnell zu (vor allen Dingen in der Taille) und können das Übergewicht nicht mehr loswerden
- Zittern
- Haare fallen ihnen aus
- Ihre Haut ist trocken und
- Ihre Körpertemperatur niedrig
- Sie leiden unter Verdauungsstörungen,

- Nervosität und
- Herzklopfen.

Für mich war die Bestätigung meiner Vermutung äußerst befriedigend, ja ich hatte sogar das Gefühl, ich bin nun am Grunde meiner körperlichen Schwierigkeiten angelangt! Ab jetzt kann es nur noch aufwärts gehen. Für mich liegt außerdem auf der Hand

es gibt einen unmittelbaren Zusammenhang zwischen Nebennierenschwäche und Hochsensibilität

da wir als hochsensible Menschen meist unter chronischem Stress leiden.

Stressauslösende Faktoren für hochsensible Menschen sind vielfältig

Unsere ganz besonderen Wahrnehmungsfähigkeiten sorgen zusammen mit der gründlichen Reizverarbeitung dafür, dass uns im Grund genommen alles Stress bereiten kann:

- Arbeit (z. B. Burnout und/oder Überforderung, Kollegen)
- Freizeit (z. B. Schwierigkeiten sich zu entspannen, Überforderung)
- Körper (z. B. Müdigkeit, chronische Infektionen, Krankheiten, Operationen, Schmerzen, exzessiver Sport)
- Beziehungen (z. B. Gefühl der Isolation oder Schwierigkeiten im Umgang mit anderen)
- Gefühle (z. B. Groll, Ärger, Schuldgefühle, Depressionen)

- HSP-typische Verhaltensweisen (z. B. schlechter loslassen zu können)
- Wohnen (z. B. keinen eigenen Rückzugsraum zu haben)
- Essen (z. B. Nahrungsmittelunverträglichkeiten) usw.

Manches schädigt die Nebennieren ganz besonders

- Schlafentzug (durch spätes Aufbleiben)
- Zuckerkonsum
- Koffeinkonsum (Kaffee, schwarzer Tee, Coca-Cola)
- Glutenunverträglichkeit
- Niedriger Blutzucker

Da stellt sich natürlich zunächst die Frage: Was sind die Nebennieren eigentlich und was tun sie?

Die Nebennieren

sind Hormondrüsen, die wie Kappen auf den Nieren sitzen und über 50 verschiedene Hormone produzieren, die den Großteil unserer körperlichen Abläufe regeln. Umso erstaunlicher ist es, dass die Nebennierenschwäche erst seit einigen Jahren als Krankheitsbild existiert und häufig weder erkannt, noch behandelt wird. Sie können sich vorstellen, dass weitere Störungen im Körper entstehen, wenn die Hormonproduktion nicht richtig läuft. Mit den Nieren an sich haben die Nebennieren übrigens nichts zu tun, ihr lat. Name „Glandula suprarenalis" bedeutet einfach „Drüse über der Niere"!

Jede Nebenniere besteht aus Nebennierenmark und Nebennierenrinde. Im Nebennierenmark werden die

Hormone **Adrenalin** und **Noradrenalin** hergestellt. Im akuten Stressfall sorgen sie dafür, dass unser Körper gegebenenfalls mit „Kampf" oder „Flucht" reagieren kann.

Die Nebennierenrinde ist in mehrere Zonen aufgeteilt: in der *Zona glomerulosa* wird das Hormon **Aldosteron** ausgeschüttet. Es regelt den Natrium-, Kalium-, und Flüssigkeitshaushalt im Körper. (Davon habe ich übrigens zuwenig. Kein Wunder, dass ich unter Wassereinlagerungen leide.)

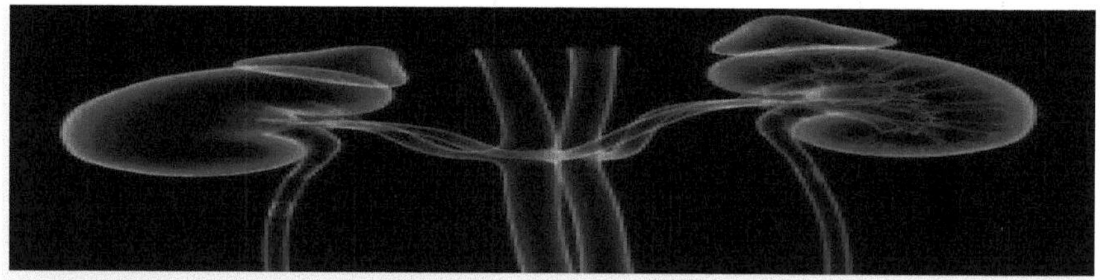

Der größte Teil der Nebennierenrinde wird von der *Zona fasciculata* eingenommen. Hier wird das Hormon **Cortisol** produziert. Cortisol ist die körpereigene Version von Cortison und hat die Aufgabe, den Körper vor den negativen Folgen von zuviel Stress zu schützen und hilft ihm dabei, sich immer wieder neu an ständig ändernde Umweltbedingungen anzupassen. Es wirkt z. B. stark entzündungshemmend, bremst überschießende Immunreaktionen, trägt zur Regulierung des Blutzuckerspiegels bei und hat eine blutdruckssteigernde Wirkung (weswegen Menschen mit zuwenig Cortisol häufig einen niedrigen Blutdruck haben).

In der inneren Zone, der *Zona reticularis*, werden die Hormone **DHEA, Pregnenolon, Progesteron, Östrogen, Testosteron und Androstenedion** produziert.

Wenn wir in Stress geraten

werden im Körper fein abgestimmte Prozesse in Gang gesetzt. So sorgt die HPA- oder HNN-Achse (Hypothalamus-Hypophysen-Nebennierenrinden-Achse) für unser biochemisches und physiologisches Gleichgewicht. Der Hypothalamus als analysierende und regulierende Kraft fordert von der Hypophyse (Hirnanhangsdrüse) mit dem Hormon CFF (Corticotropin freisetzender Faktor) ACTH (adrenocorticotrophes Hormon) an. Dieses wird über die Blutbahnen in die Nebennierenrinde transportiert, wo nach diversen Hormonumwandlungsprozessen Cortisol freigesetzt und über das Blut im Körper verteilt wird. Wenn das Cortisol den Hypothalamus erreicht, analysiert dieser den Cortisolgehalt im Blut und der ganze Prozess beginnt von neuem.

Darüberhinaus wird ebenfalls kurzfrsitig Adrenalin und Noradrenalin ausgeschüttet. Bei langfristigem Stress, wie wir ihn in der Hochsensibilität erleben, ist jedoch hauptsächlich die HPA- oder HNN-Achse aktiv.

Cortisol schützt den Körper gegen Stress

- indem es zusammen mit Insulin den Blutzuckerspiegel des Körpers reguliert. In einer möglichen „Angriffs“- oder „Flucht“-Situation benötigt der Körper mehr Energie. Um mit dem Stress umzugehen, stellen Cortisol und Insulin mehr Blutzucker für die Energieproduktion in den Zellen zur Verfügung.

- indem es die Kontraktion der Arterienwände kontrolliert. (Je mehr Cortisol im Körper, umso zusammengezogener sind die Arterienwände.)
- Es wirkt im Körper entzündungshemmend und sorgt dafür, dass keine überschießenden Reaktionen vorkommen.
- Es beeinflusst ebenfalls unser Immunsystem.

Natürlich ist es eigentlich noch sehr viel komplizierter, wesentlich mehr Hormone sind daran beteiligt, aber ich wollte es gerne für Sie und mich verständlich machen und denke, für einen groben Überblick ist es genug.

Wenn der Stress chronisch wird

Die Stressreaktion des Körpers zielt darauf ab, unser Überleben zu sichern. Meist jedoch befinden wir uns gar nicht in Situationen, in denen es wirklich um unser Überleben geht. Möglicherweise haben wir einfach nur Stress mit unseren Vorgesetzten, Kunden, unseren Kindern, dem Partner oder der Partnerin. Wenn wir den Stress und den erhöhten Cortisolspiegel nicht abbauen, wird das zentrale Nervensystem in Mitleidenschaft gezogen, es kommt zu Verhaltensänderungen, z. B. Schlafstörungen, eine erhöhte Stressanfälligkeit, vernebelte Gedanken, eine verminderte Gedächtnisleistung usw. Dazu kommt, dass wir heute sehr viel mehr Stress erleben als unsere Vorfahren. Übermäßiger Stress kann also dazu führen, dass die Nebennierenrinde nicht mehr genug Cortisol produzieren kann aufgrund der Überbeanspruchung. Die Folge davon ist ein zu *niedriger* Cortisolspiegel.

Der zirkadiane Cortisol-Rhythmus

Cortisol-, ACTH- und Aldosteronspiegel sind nicht zu allen Tageszeiten gleich. Gegen 8:00 Uhr erfolgt die höchste Ausschüttung (sog. Morgenpeak). Im Laufe des Tages nimmt diese ab. Zwischen 15 und 17:00 Uhr gibt es manchmal noch einen Einbruch. Diese Kurve kann natürlich von Mensch zu Mensch unterschiedlich sein. Eine ideale Kurve sieht in etwa so aus:

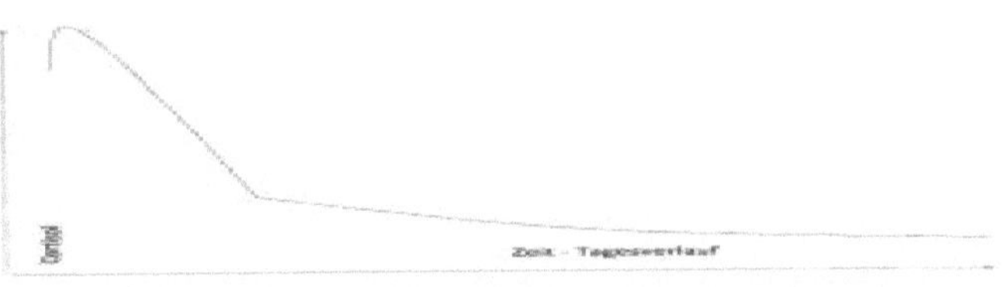

Auch die Nebennierenschwäche kann unterschiedlich aussehen. Manche haben vielleicht morgens schon zu wenig und kommen quasi den ganzen Tag nicht in die Gänge. Manche starten vielleicht mit Normwerten am Morgen, haben aber im Laufe des Tages mit unterdurchschnittlichen Werten zu tun. Apropos unterdurchschnittliche Werte: Ich habe mich ein bisschen im Netz umgesehen auf der Suche nach Referenzwerten, musste dann aber feststellen, dass praktisch jedes Labor andere Referenzwerte hat. Auf meinem Befund reichen Sie von 1850 bis 14570 pg/ml. Wie auch immer, mein Cortisolspiegel bildet zwar die beschriebene Kurve ab, von einem „Peak“ kann jedoch mit 5721 pg/ml nicht die Rede sein … Das bringt uns zur nächsten Frage:

Wie kann man eine Nebennierenschwäche feststellen?

Am sinnvollsten ist ein Speichel-Hormontest des Cortisol-Tagesprofils. Dazu muss man zu bestimmten Tageszeiten Speichel in kleinen Behältern sammeln und alles zusammen an ein Labor senden. Sicher ist es möglich, diesen Test auch auf eigene Faust von einem Labor machen zu lassen (von den Krankenkassen wird er ohnehin nicht bezahlt, er kostet um die 60,- EUR), aber es ist unbedingt sinnvoll, sich zur Behandlung an einen Heilpraktiker zu wenden.

Eingangs habe ich ja schon erwähnt, dass Nebennierenschwäche als Krankheit kaum bekannt ist. Die meisten Ärzte kennen eben nur das, was sie im Studium gelernt haben und hören dann mit dem Lernen auf. Oder (das ist mir jetzt schon mehrmals begegnet), die Schulmedizin orientiert sich, zumindest in Deutschland, sehr an dem, was in den Staaten als Standard gilt. „Das kennen die Amerikaner nicht“ habe ich jetzt schon mehrfach gehört. Heilpraktiker sind nicht an irgendwelche Standards oder Überzeugungen gebunden und können Sie viel besser behandeln, weil sie stets Ihre spezielle Situation in Ihrem individuellen Körper im Blick haben. Sie haben auch einen viel weiteren Zugang zu Behandlungsmöglichkeiten, die der Schulmedizin schlicht verschlossen scheint. Das bringt uns zu einem weiteren Punkt, nämlich:

Wie Nebennierenschwäche behandelt wird

Gleich bin ich bei Facebook in zwei Gruppen eingetreten. Dort tummeln sich jede Menge Menschen, die schulmedizinisch mit Cortison behandelt zu werden scheinen. Augenscheinlich scheint das der richtige Weg zu sein, Cortisol im Körper fehlt, also geben wir ihm Cortison. Das ist aber völlig falsch. Bei einer Nebennierenschwäche funktionieren die Nebennieren nicht mehr richtig. Wenn dem Körper nun Cortison zugeführt wird, erhält die Hirnanhangsdrüse die Meldung, dass im Körper genug Cortisol vorliegt und produziert noch weniger Cortisol - was im fein abgestimmten Zusammenspiel der Hormone für neue Schwierigkeiten sorgen kann. Die Therapie einer Nebennierenschwäche zielt daher auf eine Regeneration der Nebennieren ab, damit diese wieder richtig funktionieren können. Ich nehme dazu übrigens ein Kräuterpreparat, dass meine Heilpraktikerin mit einem Bioresonanzgerät für mich ermittelt hat. Ich habe bereits nach drei Tagen gemerkt, dass sich im Körper etwas verändert und bin sehr zuversichtlich, dass meine Nebennierenschwäche mich auch wieder verlassen wird (Irgendwo habe ich etwas gelesen über Behandlungszeiten zwischen drei Monaten und zwei Jahren).

Was können Sie selbst tun?

Es gibt darüber hinaus einiges, was Sie selbst tun können:

- Stress abbauen (z. B. durch die Klopfakupressur)
- Früh ins Bett gehen (vor 23 Uhr)

- Keinen Kaffee/schwarzen Tee/Kakao trinken
- Keine Schokolade essen
- Möglichst lange schlafen (idealerweise bis 7:00 - 9:00 Uhr)
- Kräftiges und eiweißreiches Essen
- Verwendung von Meersalz
- Leichtes körperliches Training
- Bei Erschöpfung sich öfter mal hinlegen (auch wenn es nur kurz ist)
- Frühstück vor 10:00 Uhr
- Frühes Mittagessen
- Morgens eine kalte Dusche
- Morgens einen TL Salz in ein Glas Wasser einrühren und dieses trinken

Bis auf die kalte Dusche und das gesalzene Getränk am Morgen habe ich alles selbst ausprobiert und kann sagen, dass es wirkt.

Im Zusammenhang mit den Nebennieren ist auch die Produktion der Schilddrüsenhormone wichtig, aber dies spare ich mir für einen gesonderten Beitrag auf, ich denke, fürs erste ist dies genug Input.

Meine größte Empfehlung gilt jedoch dem o. g. Buch von Dr. Wilson, das weitere Testmethoden, Behandlungsvorschläge etc. enthält. Darin steht Alles, wirklich absolut ALLES, was Sie wissen müssen.

X. Weg:

Nebennieren – was zeigt dir den Weg?[10]

META-Health-Ärzte und -Therapeuten diskutierten auf der International Conference in Mumbai zum Thema Nebennieren:

Das Thema ist hier, in die falsche Richtung zu laufen und daraus entsteht Energiemangel und chronische Müdigkeit, gleichzeitig ist man im Stress.

Anu Mehta, Indien: in Indien gibt es das praktisch nicht! Also nicht so wie in Europa – da ist das ein großes Thema. Aber in unserem Land wird uns gesagt, was wir tun sollen. Und uns fällt das leicht – wir denken nicht, dass wir so in eine falsche Richtung gehen können... Also nur wenn wir dem nicht folgen, dann können wir uns so fühlen.

Dr Kwesi Anan Odum, Grossbritannien: Ja genau! Wenn man die Form der Nieren/Nebennieren anschaut, gleicht sie einem Ohr. Die Inder hören auf ihre Eltern, also reagieren sie mit der Nebennierenrinde, wenn sie davon abweichen wollen! Aber es geht darum, auf die innere Führung zu hören, und der eigenen Berufung zu folgen.

Dr Wahi, Indien: wir sind nicht gewohnt, authentisch zu sein. Da ist noch viel Entwicklungspotenzial.

Dr Miho Nonami, Japan: Ich hatte mehrere Patienten. Eine Frau hatte eine Panikattacke, und dann blieb sie immer zuhause. Sie

---

[10] Vgl. https://www.meta-gesund.de/nebennieren-was-zeigt-dir-den-weg/

hatte den Konflikt in ihrer Partnerschaft gehabt und fragte sich konstant, ob die Ehe die richtige Entscheidung war – auf diesen Stress reagierten ihre Nebennieren. Heute kann man seinen Lebensweg selbst wählen, aber viele Japaner sind unruhig darüber, ob sie richtig wählen. Sie verlieren über das Denken den Kontakt zu ihrer Intuition.

Dr Kwesi Anan Odum: Das ist sehr wichtig. Wir müssen wieder lernen, der eigenen Intuition zu folgen. Wenn Menschen meinen, sie müssten den Erwartungen anderer gerecht werden, reagiert die Nebennierenrinde und nimmt uns die Energie.

Jasmina Kovacev, Neuseeland: Wir ziehen auch immer ähnlich schwingende Personen an. Ich selbst folge in meiner Arbeit sehr stark meinem eigenen Weg und brauche niemandem zu gehorchen, also treffe ich nicht auf so viele solcher Fälle. Wenn, dann handelte es sich meist um Männer, die den Spagat zwischen der Erwartung ihrer Frau und den eigenen Bedürfnissen nicht schafften. Um ihre Beziehung zu erhalten, wandten sie sich vom eigenen Weg ab.

Robert Waghmare, Großbritannien: Meiner Erfahrung nach haben das die meisten Menschen auf irgendeinem Level. Es geht nicht nur darum, den Weg zu verlieren, sondern auch darum, ob man wählen kann oder darf. Das kommt immer wieder im chronischen Müdigkeitssyndrom vor, bei Fibromyalgie, auch bei Krebsformen. Es ist stark verknüpft mit der eigenen Identität. Man kann nicht selbst wählen, weil man den Kontakt zu sich selbst verloren hat, weil man fremdgesteuert ist. Der Konflikt ist zwischen der Intuition und der Konditionierung – das Ego kämpft mit dem spirituellen Selbst.

Dr Kwesi Anan Odum: Wenn wir der eigenen Natur folgen, gehen wir ein Risiko ein. Wir müssen den Wunsch nach Bestätigung durch andere loslassen. Wenn wir kraftvoll leben wollen, das geht nicht ohne Risiko – sonst ist es ein Leben aus zweiter Hand bis zum Tod. Das ist die große Herausforderung: Furcht von den Konsequenzen.

Anu Mehta: wenn ich meiner Intuition folge, was ich ja grad tue, kann mein Partner sehr verständnisvoll sein, ohne jedoch zu verstehen! Er gibt mir Freiheit zu tun was ich will – ich frage dennoch um Erlaubnis und bis sehr dankbar, studieren zu dürfen! Ich fühle mich noch gehemmt – Ich bin vielleicht „von einem Spatzen zum Adler geworden", aber der Käfig ist dabei mitgewachsen. Ich bin noch nicht hinausgeflogen.

Dr Kwesi Anan Odum: Anu war jetzt 100% authentisch – gibt einfach zu, was ist! Das ist die große Herausforderung für jeden von uns. Wir werden vorzeitig geboren und sind damit abhängig von Bestätigung, um zu überleben. Wenn wir dann aufgewachsen sind, trauen wir uns nicht und lügen uns an, da wäre kein Käfig.

Robert Waghmare: Da gibt es eine Metapher: wenn Elefanten gefangen gehalten werden, kettet man sie als Babies an – so lernen sie, dass sie nicht weg können. Wenn sie aufwachsen, wird die Kette auf einen Strick reduziert, schliesslich auf einen Faden. Nur ein winziges Bisschen Berührung wird dann noch gebraucht, damit der riesige Elefant gehorcht. Das ist genau, was bei den „Schienen" in META-Health geschieht, auch durch Traditionen, Religion, Glaubenssätze: die hemmen unsere freie Entwicklung. META-Health hilft uns das zu entknoten, Sinn zu machen, und zu klären.

Dr Kwesi Anan Odum: Jede/r muss die eigene Wahl im Leben treffen. Es ist deine Wahl, in Harmonie mit dir selbst zu kommen. Als Therapeuten können wir nur zeigen, was hinter einem Krankheitsprozess steht: die Reaktion auf der körperlichen Ebene, die Vorstellungswelt dazu, die Gefühle dabei. Wir sagen nie jemand, was er oder sie tun soll. Wir ermutigen dazu, sich selbst auszudrücken, im Bewusstsein der Wahl und der eigenen Stärke und Ressourcen.

Meine eigene Erfahrung war, dass ich in meinem Arztberuf in die verkehrte Richtung ging mit der konventionellen Medizin. Das nahm mir so viel Energie, dass ich „verschwand“ und mich niemand erreichen konnte. Als ich dann das Risiko auf mich nahm und aus der Schulmedizin ausstieg, um mit META-Health zu arbeiten und mit neuen Werkzeugen, war ich zu Anfang sehr in Zweifel, ob ich so überleben könnte, was meine Familie dazu sagt… meine Ehe zerbrach daran. Und ich sage, es war es wert. Aber das bedeutet auch: du musst etwas loslassen. Ansonsten geht es nicht. Dann geht es dir wie Steve Jobs, einer der reichsten Menschen auf der Erde, der sich fragte: all diese Macht, der Status, der Reichtum als CEO von Apple, war es das wert? Hab ich das ausgelebt, wofür ich hier bin?…

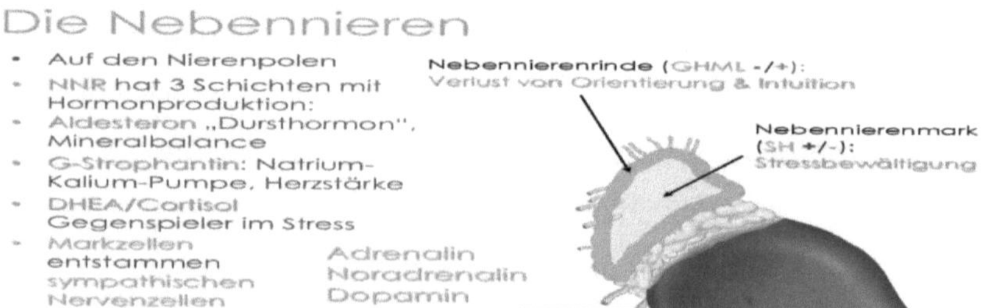

XI. Hormondrüsen:[11]

Drüsen erfüllen verschiedene Funktionen, je nachdem, wo sie angeordnet sind. Es gibt produzierende und filternde (Lymph-)Knoten und Drüsen. Je nach Bereich wird Verschiedenes dort hergestellt: z.B. Säfte, die den Verdauungsvorgang unterstützen; aber auch Hormone, die das Gleichgewicht der Körperfunktion steuern. **Sie sind jeweils verschiedenen Organbereichen zugeordnet und auch in diesem Zusammenhang zu verstehen.**

Die Steuerung der Lebensprozesse findet zu einem erheblichen Teil in Drüsen statt. Sie produzieren Stoff, die dies ermöglichen. Deshalb ist die Leber die größte menschliche Drüse, die hier allerdings dem Magen-Darm-Trakt zugerechnet worden ist, denn sie liefert in erster Linie Stoffe für die Verdauung.

Darüber hinaus gibt es auch noch Hormondrüsen (Hormone = Botenstoffe, Antreiber, Erreger). Diese korrespondieren alle unter- und miteinander. Ist eine davon aus dem Lot, so sind auch alle anderen stark in ihrer Tätigkeit beeinträchtigt. Das macht es im Allgemeinen recht schwierig, herauszufinden, bei welcher nun der Ursprung der Störung liegt. Wenn wir uns diesen „Apparat" als einen Motor mit vielen Zahnrädern vorstellen, können wir uns ein Bild machen: Ein Zähnchen bricht aus und alle anderen Zahnräder drehen nun in einem anderen Rhythmus, immer wenn der eine fehlende Zahn das Gleichgewicht erneut verschiebt. Auf die Dauer kann das zu

[11] Vgl. https://www.gesundes-bewusstsein.de/?cat=59

einer spürbaren Verschiebung im gesamten Gleichgewicht führen.

Hormonsystem – Überblick

endokrinen Drüsen

- Hirnanhangsdrüse = Hypophyse (1)
- Zirbeldrüse = Epiphyse (2)
- Schilddrüse = Thyreoidea (3)
- Nebenschilddrüse = Para-Schilddrüse (3)
- Nebennieren (aufsitzend auf den Nieren) (5)
- Langhanssche Inseln (Bauchspeicheldrüse) (6)
- Eierstock (7)
- Hoden (8)
- Thymusdrüse (4)

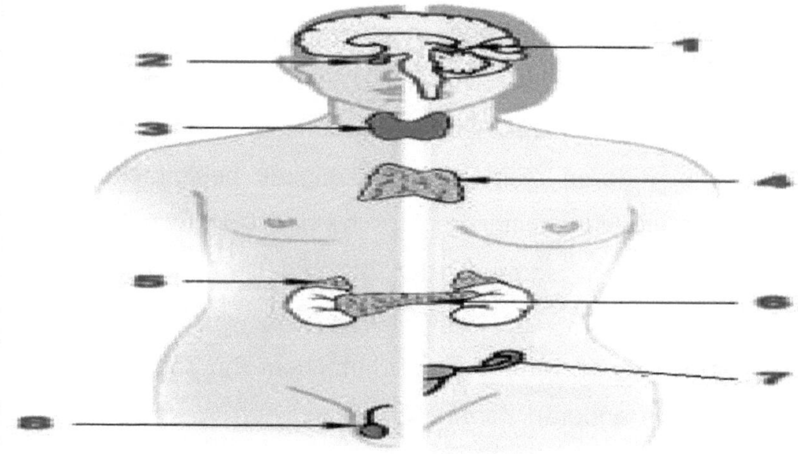

Hormondrüsen, Quelle Wiki

Das Hormonsystem steuert über seine Hormone den gesamten Körper. Insofern könnte ich diesen Bereich dem Nervensystem zuordnen, denn die Nerven haben „Adapter“ (Rezeptoren) für Hormone. Diese Adapter finden sich auch an Organzellen, wo eine hormonelle Steuerung notwendig ist.

Hormone sind die Botenstoffe, die entweder direkt (parakrin) oder nach Passage durch den Körper (endokrin) ihr Ziel erreichen.

Neben den drüsigen Organen (Schilddrüse, Hypophyse etc.) gibt es auch Einzelzellen, die Hormone produzieren. Diese arbeiten meist parakrin, also direkt.

Hypothalamus

Der Hypothalamus liegt im Zwischenhirn. Er unterhält eine Verbindung zur Hypophyse und ist der Regler für deren Hormonausschüttung. Auf diese Weise werden Temperatur, Herzschlag und Nierenfunktion, sowie Schlafrhythmus, Hunger und Durst als auch der Geschlechtstrieb gesteuert.

Das Zwischenhirn trägt seinen Namen, weil es zwischen Klein- und Großhirn liegt. Dabei ist entwicklungsgeschichtlich das Kleinhirn unser uraltes Gehirn, das unsere Lebensfunktionen aufrechterhält, während das Großhirn uns das Denken und seinen Ausdruck ermöglicht. Das Zwischenhirn ist damit zuständig für Energie-, Wasser und Wärmehaushalt.

Hirnanhangdrüse

Steuerungsorgan der Chefetage. Sie hat zwei Hälften, die unabhängig voneinander arbeiten: Hinterlappen und Vorderlappen. Der Hinterlappen steuert den Nervenanteil. Der vordere Teil andere Hormondrüsen (spez. die Schilddrüse). Hierfür wird die Verbindung zum Hypothalamus (der Datenautobahn) genutzt.

Schilddrüse

Die Schilddrüse liegt direkt unterhalb des Kehlkopfes und bildet Thyroxin sowie Trijodthyronin. Damit werden der Energieumsatz und die Eiweißproduktion gesteuert. Um das zu können, braucht sie Jod. Bei einer Schilddrüsenüberfunktion erfolgt ein zu hoher Energieumsatz (der Mensch wird schlank, nervös und ist in hoher Spannung); die Unterfunktion führt zu Lethargie und seelischer Indolenz (alles läuft deutlich langsamer ab).

Nebenschilddrüse

An der Rückseite der beiden Schilddrüsenlappen liegen je 2 kleine Drüsen. Diese regulieren den Calcium-Haushalt des Körpers. Diese dürfen bei einer Schilddrüsen-OP niemals entfernt werden! Hiervon hängen ab: Knochen- und Zahnaufbau, Funktion der Muskel- und Nervenzellen sowie die Blutgerinnung. Falls der Körper nicht genügend Calcium in der Nahrung bekommt, entzieht er durch diese Hormonwirkung den Knochen etc. das vorhandene Calcium.

Bauchspeicheldrüse

Die Bauchspeicheldrüse hat zwei Anteile. Einer sorgt für Verdauungssäfte, die im Darm wirksam werden. Die Langerhansschen Inseln jedoch produzieren Insulin und Glucagon, womit der Blutzuckerspiegel gesteuert wird.

Nebennieren

Die Nebennieren sitzen wie Reiter auf den Nieren. Sie bestehen aus Mark und Rinde. Das Mark produziert Adrenalin und Noradrenalin, um auf Gefahren und Stress angemessen reagieren zu können (wird in die Blutbahn eingespeist). Damit wird der Herzschlag erhöht und das Blut dort abgezogen, wo viel Durchblutung gerade überflüssig ist (kalte Haut, kalte Füße), damit die Muskeln besser durchblutet werden können. Hier wird gleichzeitig auch einfacher Zucker zur Verfügung gestellt (Antriebsenergie). Vermehrtes Cortisol im Umlauf mindert die Abwehr bei akuten Erkrankungen.

Bei diesem gesteigerten Energiebedarf ermöglicht Cortisol (ebenfalls in der Nebenniere produziert) die Steigerung des Blutzuckerspiegels.

Adrenalin und Nordadrenalin werden als Botenstoffe im Nervensystem benötig. Aldosteron (Rinde) muss für den Salzhaushalt der Nieren bereitgestellt werden.

Geschlechtsdrüsen

Die hier gebildeten Geschlechtshormone sind Östrogen, Progesteron, Testosteron und Androsteron. Beide Geschlechter produzieren alle genannten Hormone. Der Unterschied liegt in der Menge.

- Östrogen (Folikelhormon) = Reifung der Eizelle. Weibliche Brust, Gebärmutter – Verstärkte Ausbildung. Aber auch Hörvermögen, Gedächtnisleistung, Sprache.
- Progesteron = Durchblutung der Gebärmutter-Schleimhaut (Endometrium)
- Testosteron = Aufbau von Muskelmasse und Fettspeicher. Spermienproduktion. Körperbehaarung. Sexuelles Verlangen, Lebenslust, Ausdauer, Antrieb.
- Androsteron = verstärkt die männlichen Geschlechtsmerkmale

Transmitter	Wirkung	Herstellungsort
Acetylcholin	Stimuliert das Lernen, Denken, Gedächtnis, Vegetativum. Teilweise sanft, ruhig, introvertiert, auch schläfrig. Intellektuell leistungsfähig und konzentriert. Fähig zu harmonischen Bewegungen. Steigert teilweise die Abwehrkräfte.	
ACTH	Stimuliert die Nebennierenrinde	Adenohypophyse

	zur Hormonausschüttung, teils auch förderlich für die Intelligenz und Konzentration.	
ADH	Antidiuretisches Hormon (Vasopressin), bremst die Nieren und erhöht den Blutdruck. Ohne ADH müßten wir 40 Liter Flüssigkeit/Tag trinken.	Neurohypophyse
Adrenalin	Psychisch und körperlich stark aktivierender Botenstoff, lebhaft bis aggressiv machend, stimmungsaufhelldend, intellektuell leistungsfähig, konzentriert, fähig zu harmonischen Bewegungen, phantasievoll, kreativ oder übersinnlich kosmisches Erfahren, Energie verbrauchend, Sexualität stimulierend, Gewichtsabnahme. Streßhormon.	Nebennierenmark
Aldosteron	Reguliert Mineralstoffe im Körper, den Wasserhaushalt und den Blutdruck.	Nebennierenrinde
Androgene	Männliche Sexualhormone (>Testosteron)	Nebennierenrinde
Angiotensin	Blutdrucksteigerndes Gewebshormon	

Beta-Endorphine	> Endorphine	
Calcitonin	Steuert den Calcium- und Phosphatstoffwechsel	Nebenschilddrüse
Choriongonadotropin	Sorgt für den Uterus während der Schwangerschaft	
Cortisol (Cortison)	Stark entzündungshemmender Botenstoff, der entgiftend wirkt, sogar cytostatisch. Fungiert auch als Streßhormon. Man wirkt ruhig, sanft, introvertiert, teils schläfrig. Hemmt Schmerzen. Hellt die Stimmung auf, macht glücklich bis euphorisch. Verbraucht Energie, dämpft Sexualität, steigert das Gewicht, senkt die Abwehrfähigkeit.	Nebennierenrinde
Dopamin	Führt zu Phantasie und Kreativität, verwischt die Grenzen zwischen Genie und Wahnsinn; ermöglicht überdies harmonisch-grazile Bewegungen. Mindert Ängste, hellt die Stimmung auf. Verbraucht Energie, steigert die Sexualität, mindert das Gewicht, steigert die Abwehrkräfte.	
Endorphine	Körpereigene Morphium-	

	Moleküle. Schmerzstillend, die Stimmung hebend, Glücksgefühl stimulierend; ruhiges, sanftes, introvertiertes bis schläfriges Erscheinungsbild; mildert Angst. Macht phantasievoll und krerativ oder übersinnlich, kosmisches Erfahren. Steigert Sexualität.
Endovalium	Körpereigenes Valium-Molekül. Sedierend, entspannend, angstlösend, arbeitet mit GABA eng zusammen. Ruhig, sanft, introvertiert, auch schläfrig. Stimmungsaufhellend. Gewichtszunahme.
Enkephaline	> Endorphine
FSH (**F**ollikel**s**timulierendes **H**ormon)	ein Gonadotropin, sowohl bei Mann als auch bei Frau
GABA (**G**amma**a**mino**b**uttersäure/**a**cid)	beeinflußt hemmend etwa 40 % aller Synapsen in Gehirn und Rückenmark; quantitativ der Hauptbotenstoff im Gehirn; beruhigend; enges Zusammenwirken mit Endovalium
Gamma-	> Endorphine

Endorphine		
Gestagone	> Sexualhormone	
Glukagon	Hauptgegenspieler zu Insulin, erhöht den Blutzucker	Bauchspeicheldrüse
Glucocorticoide (=Corticosteroide)	mehrere Dutzend im Körper; > Cortisol	Nebennierenrinde
Glutaminsäure (eine Aminosäure)	anregender Botenstoff im Gehirn: Großhirnrinde, Kleinhirn, Nervenbahnen für das Sehen.	
Glycin (eine Aminosäure)	multilokal, überwiegend hemmend an Synapsen	
Gonadotropine	Stimulieren Sexualhormone und –organe	Adenohypophyse
Histamin	Läßt an der Haut allergische Reaktionen entstehen, reguliert die Magensäure, im Gehirn das emotionale Verhalten (mal anregend, mal dämpfend)	
Insulin	Fördert die Glukose-Verwertung im Körper, senkt dadurch die Blutzucker-Konzentration.	Bauchspeicheldrüse
Kallidin	Senkt sanft den Blutdruck	
Kallikrein	Koordinator für andere Botenstoffe	
Kinine	B.-Gruppe, die Spermien und	

	Uterus stimulieren, wandelt Verletzung in Schmerz	
LH (**L**uteinisierendes **H**ormon)	ein >Gonadotropin	
LHRH	regt die Freisetzung von Gonadotropin an.	
Melanin	Pigment-Molekül, das in Melanocyten gebildet wird und das die Farbe der Haut, Augen und Haare prägt.	Neurohypophyse
Melatonin	Macht ruhig und müde, führt bei Tieren zum Winterschlaf, beim Menschen zur Winterdepression. Prägt den Biorhythmus. Macht ruhig, sanft, introvertiert, teils schläfrig. Etwas angst- und schmerzfrei. Speichert Energie, dämpft die Sexualität, führt zu Gewichtszunahme.	Zirbeldrüse
Mineralcorticoide	z.B. Aldosteron	Nebennierenrinde
MSH (**M**elanocyte**n**s**t**imulierendes **H**ormon)	Pigment-Hormon, das mit Hilfe der Sonnenenergie antidepressiv wirkt.	

Noradrenalin	Allgemein aktivierend, stimmungshebend und antidepressiv; intellektuell leistungsfähig, konzentriert, fähig zu harmonischen Bewegungen, phantsievoll, kreativ oder übersinnlich kosmisches Erfahren; Energie verbaruchend, Sexualität stimulierend; Gewichtsabnahme. Streßhormon.	Nebennierenmark
Östradiol	> Östrogen > Sexualhormone	
Östrogen	weibliches Hormon, das nicht nur die Frau, sondern auch jeder Mann produziert. Unterstützt viele Körperfunktionen, Stimmungsaufhellend, prägt das spezifisch weibliche Aussehen. > Sexualhormone	Nebennierenrinde, Eierstöcke
Oxytocin	Löst Geburtswehen aus, ist aber auch ein sexuell überaus anregendes Hormon. Wirkt allgemein aktivierend oder lebhaft bis aggressiv. ist stimmungsaufhellend oder glücklich bis euphorisch. Stimuliert die Sexualität.	Neurohypophyse
Pancreozymi	Organ-Botenstoff, reguliert	

n	Verdauungsvorgänge.	
Parathormon	Gegen- und Mitspieler des Calcitonins.	Nebenschilddrüse
Progesteron	Schwangerschaft. > Sexualhormone	Eierstöcke
Prolactin	Ein >Gonadotropin, das die weibliche Brustdrüse zur Milchbildung stimuliert, aber sowohl bei Mann als auch Frau sexuell anregend ist.	
Psychedelika, endogene	LSD-ähnliche körpereigene Moleküle; erweitern Wahrnehmung, bringen Visionen und Erleuchtung. Enge Verbindung zu den Endorphinen, Serotonin, Dopamin; sie lassen Tag- und Nachtträume entstehen. Wirken allgemein aktivierend, stimmungsaufhellend, teils intellektuell leistungsfähig und konzentriert. Verbrauchen Energie, steigern manchmal die Sexualität, führen zu Gewichtsabnahme.	
Schilddrüsenhormone	Stark anregende, dynamisierende und Energie verbrauchende Hormone mit Wirkung auf den	Schilddrüse

	gesamten Körper. Macht glücklich bis euphorisch. Steigert die intellektuelle und konzentrativen Fähigkeiten, macht fähig zu harmonischen Bewegungen. Verbraucht Energie, steigert die Sexualität und mindert das Gewicht.	
Secretin	Organ-Botenstoff, der Mange und Darm zu Verdauungstätigkeit anregt.	
Serotonin	Botenstoff, der für innere Ausgeglichenheit und Ruhe sorgt. Schlafregulierend. Wirkt multilokal. Macht angst- und schmerzfrei, glücklich und stimmungsaufhellend. Wirkt intellektuell leistungsfähig, konzentriert. Teils phantasievoll und kreativ, übersinnlich, kosmisches Erfahren. Speichert die Energie, dämpft die Sexualität, führt zu Gewichtszunahme und Amwehrsteigerung.	
Sexualhormone	weiblich (+ männlich): Östrogen, Gestagen und Progesteron.	Adenohypophyse

	allgemein aktivierend bis lebhaft. Stimmungsaufhellend bis glücklich. Teils intellektuell steigernd. Speichert die Energie und stimuliert die Sexualität. männlich: Testosteron. Wirkt allgemein aktiveirend oder lebhaft bis aggressiv. Wirkt stimmungsaufhellend. Teils Steigerung der Intellektualität. Verbraucht Energie, stimuliert Sexualität, Gewichtszunahme.	
STH (**S**omatotropes **H**ormon)	Wachstumshormon, das die Körpergröße gestimmt; auch im Erwachsenenalter ist es aufbauend aktiv. Wirkt allgemein aktivierend, stimmungsaufhellend, aktiviert den Intellekt. Speichert Energie, reduziert das Gewicht, steigert die Abwehrkräfte.	Neurohypophyse
Substanz P	Im Gehirn weit verbreitet. Leitet u.a. Schmerzempfindung von Haut zu Gehirn. Gegenspieler zu den Endorphinen.	
Testosteron	Typisch männliches Hormon;	Hoden

	sorgt für kräftigen Körperbau, ist sexuell anregend; in hoher Konzentration fördert es Aggressivität. > Sexualhormone	
Thyroxin	> Schilddrüsenhormone	Schilddrüse
Trijodthyromin	> Schilddrüsenhormone	Schilddrüse
Thymushormone	Thymus galt im griech. Altertum als Sitz des Gemüts. Von der Thymusdrüse werden Thymus-Lymphozyten und (teilweise daran gekoppelt) Peptid-Hormone in Umlauf gebracht, die die körpereigene Abwehr gegen Krankheiten stärken (Immunabwehr). Speichert Energie. Gewichtszunahme.	Thymusdrüse
TRH	Thyreostimuierendes Hormon	Adenohypophyse
Vasopressin	> ADH	
Zirbeldrüsenhormone	Auch beim Menschen dringen Lichtquanten durch Haut und Schädelknochen zur Zirbeldrüse (Corpus pineale), zudem empfängt sie direkte Reizungen vom Opticusnerv (Sehnerv). Das wichtigste Hormon der Zirbeldrüse ist wohl das	Zirbeldrüse

Melatonin, doch auch Nor-adrenalin ist vertreten. Die Zirbeldürsen-Hormone beeinflussen Stimmung und Antrieb und bringen unseren Biorhythmus in Gleichklang zur Umwelt und zu den Gestirnen (Sonne, Mond).

🗁 Veröffentlicht in 01. Kompendium, Symptomenverzeichnis, 04. Haut-Drüsen-Lymphsystem - skin, glands, lymphatic system, 4.3. Schilddrüse, 4.4. Hypophyse, 4.5. Thymusdrüse, 4.6. Nebenniere

4.6.1. Nebennieren

Psychosomatische Bedeutung

Mir ist alles egal. Ich kümmere mich nicht mehr um meine eigenen Belange. Ich habe Angst.

Neues Denken und Fühlen

Ich liebe und akzeptiere mich.

Es ist gut, wenn ich für mich selbst sorge.

Homöopathie

Argentum nitricum, Arsenicum album, Arsenicum jodatum, Belladonna, Calcium carbonicum, China, Ferrum metallicum,

Glycerinum purum, Jodum, Natrium muriaticum, Phosphorus, Suprareninum, Tarantula hispanica, Thuja

4.6.2. Bronze-Krankheit

Fachinfo: Addisonsche Krankheit

Psychosomatische Bedeutung

Ich fühle mich in Hinsicht auf meine Gefühle „**unterernährt**„. Ich bin wütend auf mich selbst.

4.6.3. Nebennierenüberfunktion

Fachinfo: Cushing´sche Krankheit, Cushing-Syndrom

Psychosomatische Bedeutung

Ich bin **unausgeglichen**. Mir gehen ständig Gedanken durch den Kopf, die mich erdrücken. Ich habe das Gefühl, überwältigt zu werden.

Neues Denken und Fühlen

Liebevoll bringe ich Denken und Körper ins Gleichgewicht.

Ich erzeuge jetzt Gedanken, die sich für mich gut anfühlen.

Bücher

Dieser Inhalt ist Auszug aus verschiedenen Büchern:

Der Sanfte Weg zur Gesundheit, Gisa

Akupunktur, Akupressur, Gisa

Krankheit, der Ruf der Seele nach Heilung, Gisa

Heilen – nicht nur reparieren, Gisa

Astrologisches Wissen

Astrologie I, Einführung in die Astrologie der Heilkunde, Gisa

Astrologie 2, Astrologische Urprinzipien in der Krankheit, Gisa

Astrologie 3, So lebe ich gut und fühle ich wohl, Gisa

Astrologische Auswertung mit Geburtsdaten (Ort, Datum, Uhrzeit) auf Anfrage

XII. Erschöpfung:

Nebennierenschwäche oder Schilddrüsenunterfunktion[12]

Liegt meine Erschöpfung (niedrige Stoffwechselenergie) an einer schwachen Nebennieren- oder Schilddrüsenfunktion?

Du fühlst dich ausgepowert, hast Probleme zu schlafen, hast Gewichtsprobleme, hast Schwierigkeiten dich an Sachen zu erinnern und dich zu konzentrieren, dir fällt es schwer die Körperwärme zu halten? Vielfach ist die Diagnose für solche Symptome eine niedrige Stoffwechselenergie, die in vielen Fällen entweder durch eine Nebennierenschwäche oder einer Schilddrüsenunterfunktion verursacht wird. Dies sind zwei ziemlich verschiedene Probleme. Die Nebennieren helfen uns Stress zu managen und halten die Stabilität aufrecht, während die Schilddrüse die Energieproduktion ankurbelt. Es gibt einzigartige Anzeichen und Symptome die mit einer Fehlfunktion der beiden korreliert. Die Stoffwechseltabelle weiter unten gibt wertvolle Hinweise, ob die Schilddrüsenunterfunktion und / oder die Nebennierenschwäche für die Symptome verantwortlich ist.

Die Muster der Nebenniere und Schilddrüse erkennen

Die Symptome der Nebennierenfunktion und der Schilddrüsenfunktion sind gegensätzlich. Daher sehen wir in einer niedrigen Nebennierenfunktion Gewichtsverlust, Blässe, ein hyperreaktives System etc. Demgegenüber sehen wir in einer

12 Vgl. https://www.adrenal-fatigue.de/nebennierenschwaeche-schilddruesenunterfunktion

schwachen Schilddrüsenfunktion Gewichtszunahme, eine rötliche Gesichtsfarbe, ein hyporeaktives System etc. Diese gegensätzlichen Muster haben starke Implikationen bezüglich Diagnose und Behandlung von Personen mit niedriger Stoffwechselenergie, weil es uns erlaubt die Wurzel des Problems, entweder die Nebennieren- oder die Schilddrüsenfunktion, zu behandeln. Die allgemeine Ausnahme zu diesem Muster sind Fälle in denen die Symptome durch eine generell niedrige Stoffwechselenergie ausgelöst werden, ganz egal ob sie durch eine Fehlfunktion der Schilddrüse oder Nebennieren verursacht wird. Zum Beispiel kann beides, eine schwache Schilddrüsenfunktion und eine schwache Nebennierenfunktion, Haarausfall oder ein schlechtes Gedächtnis und mangelnde Konzentration verursachen. Beispiele dieser Symptome allgemein niedriger Stoffwechselenergie können in der Symptome-Tabelle weiter unten gefunden werden. (Es gibt einige interessante Beobachtungen: Frauen sind viel häufiger von niedriger Stoffwechselenergie durch Nebennieren- oder Schilddrüsenfunktionsstörungen betroffen: das Verhältnis ist etwa acht zu eins. Hellhäutige Personen haben eine Tendenz zu schwachen Nebennieren und dunkelhäutige Personen haben eine Tendenz zu schwachen Schilddrüsen, während Personen mit olivfarbiger Haut weniger dazu tendieren schwache Nebennieren oder Schilddrüsen zu haben.)

Interpretation der Resultate

Zähle wie viele Symptome in jeder Spalte zutreffen (Nebenniere, Schilddrüse, oder gemischt). Dies wird uns zeigen, ob der Zustand hauptsächlich von einer niedrigen Funktion der Schilddrüse, der Nebenniere oder einer Mischung aus beidem herrührt. Niemand hat alle diese Symptome, je schwerwiegender jedoch die Beschwerden sind, desto größer ist die Anzahl der Symptome. Die Tabelle ist ein schneller und einfacher Weg festzustellen, ob eine niedrige Funktion den Nebennieren, der Schilddrüse oder eine Mischung aus beidem vorliegt. Sobald die Nebennieren und die Schilddrüse die benötigte Unterstützung erhalten, nutze z. B. die Temperaturkurve um den Fortschritt zu dokumentieren.

Fußnoten:

1. Während meiner Arbeit mit Schilddrüsen- und Nebennieren Funktionsstörungen ist mir bewusst geworden, dass die meisten Patienten mit einer niedrigen Körpertemperatur eine Mischform von niedriger Schilddrüsen- und niedriger Nebennierenfunktion aufweisen (auch Wilson's Syndrom genannt).
2. Blasses Gesicht: eine blasse Farbe, speziell um den Mund herum. Am einfachsten zu erkennen bei hellhäutigen Personen. Bei Personen mit olivfarbener Haut ist es viel schwieriger zu erkennen. Bei Personen afrikanischer Abstammung gibt es eine Tendenz zu einer dunkleren Pigmentation um den Mund herum, symmetrisch bei Gebieten im Gesicht oder seitlich vom Hals und üblicherweise über der Stirn.
3. Intuition ist eine interessante Qualität einer Nebennierenschwäche wenn sie in jungen Jahren beginnt. Je später im Leben sich eine Nebennierenschwäche entwickelt, desto weniger wahrscheinlich entwickelt sich eine spontane intuitive Fähigkeit. Menschen die eine

Nebennierenschwäche früh in ihrem Leben entwickeln werden oft als empathisch beschrieben und erzählen ihren Freunden (aber nicht ihren Ärzten) über ihre Fähigkeit Gefühle anderer wahrzunehmen. Das Unterstützen der Nebennieren schwächt diese Intuition nicht ab wenn sie einmal da ist. Personen die eine Nebennierenschwäche später in ihrem Leben entwickeln (wegen hohem Stress, Viren etc.) neigen nicht dazu von solchen intuitiven Fähigkeiten zu berichten. Eine spirituelle Orientierung ist häufiger bei jenen die die Nebennierenschwäche früh entwickeln. Es ist seltener bei solchen bei denen die Nebennierenschwäche später beginnt und denjenigen mit starken, gesunden Nebennieren. Es scheint ein Unterschied in der Persönlichkeit (Archetyp) zwischen denen mit starken Nebennieren und den mit schwachen Nebennieren zu geben.

4. Probleme mit den Mitralklappen scheinen bei Frauen mit Nebennierenschwäche häufiger aufzutreten als bei anderen. Die Körperform scheint oben herum schmaler, kräftiger unten herum wo die Gewichtszunahme, wenn es sie gibt, erfolgt. Die Tendenz zu Problemen mit den Klappen könnte in Verbindung zur Qualität des Bindegewebes stehen, die sich manchmal verbessern wenn das Bindegewebe unterstützt wird. Weißdornbeeren scheinen zu helfen. Personen mit reiner Schilddrüsenunterfunktion scheinen nicht öfter von Klappenproblemen betroffen zu sein, verglichen mit dem Rest der Bevölkerung.
5. Solche Personen tendieren dazu Fleisch schlecht zu verdauen, aufgrund von zu wenig Magensäure. Oftmals denken sie sie hätten zu viel Magensäure, da sie gelegentlich Sodbrennen bekommen oder Sodbrennen haben wenn sie Verdauungsenzyme mit

Magensäure einnehmen. Das Problem ist normalerweise nicht eine Gastritis oder ein Rückfluss an Magensäure der durch zu viel Säure ausgelöst wird, es ist eher ein Problem ungenügender Säureproduktion und ungenügende Magenschutz, durch zu wenig magenschützender Sekrete. Dagegen könnte helfen auf einem bestimmten Typ Lakritze zu kauen oder zu lutschen das DGL genannt wird, oder indem man etwas Rotulme (slippery elm) nimmt, oder beides. Lutsche oder kaue etwa eine halbe Stunde vor einer Mahlzeit darauf herum. Es erhöht die Sekretion der schützenden Schleimhautschichten im Magen. Dies hilft Irritationen der Magensäure zu verhindern.

6. bei einer Nebennierenschwäche tendiert das Gesamtcholesterin zu einem niedrigen oder niedrigen-normal Wert während HDL dazu tendiert hoch-normal oder hoch zu sein. Bei einer Schilddrüsenunterfunktion tritt häufiger das Gegenteil auf, mit hoch-normalem bis hohem Cholesterin und normalen-niedrigen HDL.
7. bei niedriger Stoffwechselenergie durch die Nebennieren sieht man häufig WBC (weiße Blutkörperchen sind die erste Abwehrreihe gegen Infekte) und Blutplättchen (Sie helfen dabei verletzte Blutgefäße zu reparieren) mit relativ niedrigen Werten im Vergleich zum Optimum. Typischerweise ist der WBC Wert niedriger als fünf und die Blutplättchen sind unter 200. Es ist auch wichtig die Werte in Relation zu sehen. Wenn jemand zum Beispiel eine Nebennierenschwäche hat (wir erwarten unter fünf) aber WBC ist weniger als sechs, können wir sagen das der WBC Wert relativ gesehen erhöht ist (er ist höher als wir erwarteten). Daher vermuten wir das irgendetwas die weißen Blutkörperchen, WBC (White Blood Cell Count) erhöht, entweder eine niedrige Schilddrüsenfunktion

oder ein Infekt (Nebenhöhlen, eine Erkältung, der Darm, Blase etc.) oder beides. Ein interessanter Punkt: ich denke es ist interessant dass man bei einer Nebennierenschwäche tendenziell viel Fibrinogen sieht (erhöhte Gerinnung) und wenig Blutplättchen. So balancieren sich das höhere Fibrinogen (chemikalisch) und die niedrigen Blutplättchen (zellular) gegenseitig aus. Ähnlich bei der Immunität, die Antikörper neigen dazu hoch zu sein (überaktive Komponente) während die weißen Blutkörperchen die eher wenig sind. Wiederum balancieren sich die (hohe) chemische Komponente und die (niedrige) zellular Komponente gegenseitig aus.

8. der MCV (Mean Corpuscular Voulme) misst die Größe der roten Blutzellen. Ihre Größe neigt dazu zuzunehmen, je höher der Vitamin B12 Mangel ist. Personen mit einer schlechten Verdauung oder Absorption neigen dazu wenig Vitamin B12 zu haben, sodass sie dazu neigen größere Blutzellen zu haben, zum Beispiel tendiert MCV dazu am oberen Ende des Normalwerts oder hoch zu sein. Dies ist häufiger bei Nebennierenschwäche, da diese Personen eher weniger Fleisch essen, tendenziell schlechter verdauen wenn sie es essen und generell eine schlechte Absorption haben.
9. RDW misst die Verteilung oder Variabilität der Größe immer Blutzellen Personen mit einer stabilen Gesundheit neigen dazu eine geringe Variabilität in der Zellgröße zu haben. Bei einem instabilen oder schlechten Gesundheitszustand zeigen sich im allgemeinen eine höhere Variabilität der Zellgröße.
10. immer wenn ein Patient mit Depressionen kommt, schaue ich nach suboptimaler Schilddrüsenfunktion. Dies bedeutet nicht dasselbe wie wenn man sagt “außerhalb der normalen Werte“. Optimal ist eine Zone innerhalb der normalen Zone, die ich als Zone

identifiziert habe die ich in meinen gesündesten Patienten vorfindet. Wenn die Schilddrüsenfunktion in der Nähe des optimalen Werts ist und die Depression fortbesteht, schaue ich darauf andere Bereiche zu unterstützen, wie zum Beispiel die Neurotransmitterlevel wie folgt:

- Um Serotonin (beruhigend) zu unterstützen: Tryptophan oder 5-Hydroxy-Tryptophan (5HTP) solange der Patient keine SSRI-Antidepressiva nimmt (SSRI können negativ mit Tryptophan oder 5HTP interagieren und zu exzessiv hohen Serotoninlevel führen). Wie ich normalerweise dosieren ist in dem ich mit niedrigen Dosen Vormittags starte, Mittags wenn nötig, und am Abend um den Schlaf zu unterstützen. Ich finde es besonders hilfreich für Zwangsstörungen (OCD, Obsessive Compulsive Disorder) wenn der Patient nicht mehr länger verschreibungspflichtige Medikamente wie vom SSRI-Typ einnimmt. Eine typische Dosierung (langsme Erhöhung der Dosis um auf Nebenwirkungen zu achten) könnte so aussehen: morgens 50 mg bis 100 mg 5HTP, mittags 50 mg bis 100 mg 5HTP, zur Schlafenszeit 200-300 mg.
- Um Dopamin und Norepinephrin (Stimulanzien) zu unterstützen: Tyrosin ist normalerweise das was am meisten benötigt wird. Eine typische Dosierung könnte 1-2 Kapseln (500 mg) morgens eine Kapseln mittags sein.

11. ich habe festgestellt dass die meisten Fälle von Ängstlichkeit durch die Nebennieren verursacht werden. Der typische Zustand ist nicht schlimm genug um mit Standardtests erkannt zu werden, die nur dazu geeignet sind die allerschlimmsten Formen der Nebennierenschwäche zu erkennen. Während eine Person in dieser Richtung geht wird der Standard Bluttest diesen Übergang nicht

feststellen, aber die Symptome werden deutlicher mit Ängstlichkeit, kalten Händen oder Kälteintoleranz, schlechten und oder und erholsamen Schlaf, welche die Liste der möglichen Symptome anführen.

12. ein Tendenz zu Zwangsstörungen kann wie eine Wiederholung von Handlungen aussehen, wie zum Beispiel Hände zu häufig waschen oder mehrmals zurückgehen und doppelt oder dreifach nachzuschauen ob die Tür verschlossen ist oder der Ofen ausgeschaltet ist. Je mehr die Nebennieren sich erholen und die Unsicherheit schwindet, wird auch diese Tendenz weniger oder verschwindet ganz.

13. niedrige CO2 Werte sind oft mit einer geringen Produktion an Bikarbonarten des Pankreas assoziiert. Das ist typischerweise ein Bestandteil der schlechten Verdauung, die bei der Nebennierenschwäche beobachtet wird. Was wahrscheinlich passiert ist: Nebennierenschwäche -> geringe Produktion von Magensäure -> Mageninhalt der vom Magen in den Zwölffingerdarm entlassen wird ist nicht sauer genug, um die basische (Bicarbonate) Sekretion vom Pankreas auszulösen, um die Säure zu neutralisieren.

http://drrind.com/therapies/metabolic-symptoms-matrix

XIII. Körpertyp:

Welcher Körper passt zum Lebensplan ...[13]

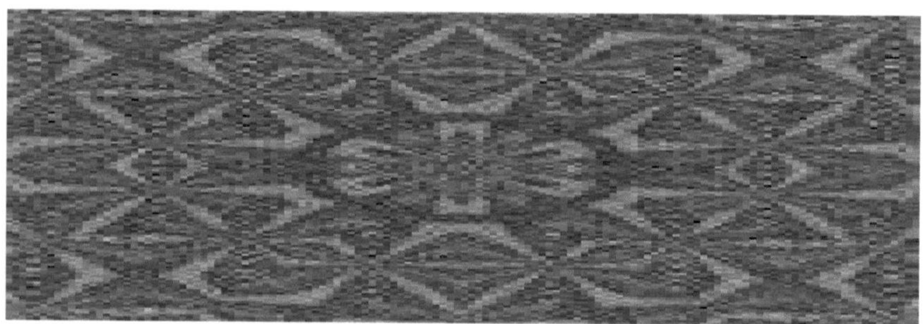

Körperlichkeit ist für die Seele eine vielseitige Erfahrung. Jedes Leben hat ihren eigenen, neuen Körper. Aus seelischer Sicht ist es immer wieder ein unbekanntes, neu zu entdeckendes Vehikel, für ein Leben von der Geburt bis zum Tod.

Der Mensch kennt nur den einen Körper, oft ist er damit unzufrieden und fragt sich, warum er nicht anders ist und wie man ihn verändern kann.

Manche fühlen sich falsch in ihrem Körper, wünschen sich ein anderes Geschlecht oder sie fragen sich, warum ihr Körper so unzulänglich ist, z. B. wegen einer Behinderung. Andere sind ganz „verliebt" in ihre äußere Erscheinung, pflegen und trainieren sie, gestalten den Körper mit allerlei Kosmetik und Zierrat, „maskieren" ihn durch Kleidung nach Wunsch, jeden Tag neu. Einigen ist er jedoch völlig gleichgültig, sie benutzen ihn nur, beuten ihn aus, vergiften ihn und kümmern sich nicht um seinen Zustand.

[13] Vgl. https://www.seele-verstehen.de/matrix/k%C3%B6rpertyp/

Der Wunsch nach einem attraktiven Körper ist menschlich. Körperliche Anziehung ist jedoch für jeden individuell etwas anderes. Die Seele spürt Anziehungskraft aufgrund ganz anderer Hintergründe, wie das bei den Seelenbeziehungen beschrieben ist.

Jeder Mensch ist anders, jeder menschliche Körper verändert sich im Laufe eines Lebens und das entspricht gerade auch der Vielfalt der Bedürfnisse und der Entwicklung der Seele.

Wer sich also fragt, warum sich die Seele gerade diesen Körper gewählt hat, sieht, im Folgenden, dass dabei sehr viele verschiedene Kriterien eine Rolle gespielt haben.

Die Wahl des Körpers trifft die Seele speziell für jede Inkarnation neu. Er soll zum Lebensplan passen und für die damit verbundenen Lektionen, einschließlich der Entstehung und Auflösung von Karma, geeignet sein. Der Körpertyp wird auch oft im Hinblick auf Selbstkarma gewählt. Physische Stärken und Schwächen und auch psychologische Tendenzen, einschließlich der emotionalen und intellektuellen Fähigkeiten, gehören ebenfalls mit dazu. Auch die Entwicklung der Overleaves hängt mit von der Wahl des Körpers ab.

Jede Zeit und Kultur hat ihr eigenes „Idealbild", dem eine Seele entweder entsprechen möchte oder auch gerade nicht. Auch die Vertrautheit mit einem Körpertyp aus früheren Inkarnationen spielt eine Rolle. Einige Seelen wählen ihren „Lieblingskörpertyp" während eines ganzen großen Zyklus immer wieder. So könnten sich äußere Ähnlichkeiten erklären, die manchmal bei Reinkarnationen gesehen und diskutiert werden. Der Umkehrschluss ist allerdings verständlicherweise nicht möglich.

Um in einem speziellen Körpertyp geboren zu werden, bedarf es einer komplexen Entscheidung. Erstens ist es erforderlich, eine entsprechende Menge an genetischem Material von beiden Elternteilen auszusuchen. Abgesehen von eineiigen Zwillingen – und auch das ist so gewollt – sehen alle Kinder der gleichen Eltern unterschiedlich aus und haben eine eigene Persönlichkeit. Welche Gene aus dem „Genpool“ beider Eltern ausgewählt werden, liegt in der Entscheidung der Seele. Mit der Entscheidung über die Eltern sind gleichzeitig auch andere Konsequenzen verbunden. Mit dem damit verbundenen Ort, dem Umfeld, der Kultur und der vorherrschenden Ernährungsweise, werden gleichzeitig viele Entscheidungen über die ersten Entwicklungsjahre des Menschen und die damit verbundenen Prägungen und Erfahrungen des Seelenfragments getroffen, die zur Entwicklung der erwünschten Overleaves führen.

Der Zeugungszeitpunkt und der Geburtszeitpunkt haben ebenfalls Einfluss auf den Körper und den Charakter. MICHAEL bestätigt den Einfluss der Himmelskörper (im Kleinen, wie im Großen) auf das Leben eines Menschen, „belächelt“ jedoch die simplifizierten Erklärungsversuche der Astrologie. Der Planeteneinfluss ist aber nur unterstützend und nicht dominant..

Das Universum gliedert sich in Anordnungen von Schichten (Sphären) von Welten innerhalb von Welten, von denen jede die Einheit des Ganzen spiegelt. Das Universum kann als eine

Hierarchie von Gesetzen auf Gesetze angesehen werden. Es ist als ganzes wie ein Hologramm, dessen Abbild sich in jedem seiner Teile wiederfindet. Zerbricht oder zerschneidet man es, so ist in jedem Bruchstück die vollständige Information enthalten. Menschen sind selbst eine Variante des Mikrokosmos, der den größeren Kosmos des Universums spiegelt.

So gibt es sieben Körpertypen, die der Sonne, dem Mond und den fünf nächsten Planeten (Merkur, Venus, Mars, Saturn und Jupiter) entsprechen. Diese sieben Körper-Typen sind entsprechend benannt und, wie auch die Overleaves, in drei kardinale Typen, drei ordinale Typen, und eine neutrale Art unterteilt.

Der Planeteneinfluss besteht durch die Affinität der Körperdrüsen zur Energie einzelner Himmelskörper. Sie haben Auswirkungen auf die Funktion der Körperdrüsen und so auf die Persönlichkeit. Diese Zuordnung findet sich ebenfalls wieder im Konzept des Enneagramm.

Wenn alle Drüsen perfekt ausbalanciert wären, würde der Einfluss der fünf Planeten der Sonne und des Mondes harmonisch sein. Jedoch, wenn ein spezieller Körper-Typ gewählt wird, ergibt sich ein beherrschender Einfluss der damit korrespondierenden Drüse(n), insofern, dass eine (oder einige) der Drüsen aktiver ist (sind), als die anderen. Wenn eine Drüse vorherrscht, führt das zur Steigerung der Produktion dieser Drüse, was wiederum Einfluss auf Charakter und Temperament hat. Es spiegelt sich z. B. in Essgewohnheiten und Vorlieben und auch im Wesen.

Körpertypen	Zuordnung von Drüsen	Wirkung
Mond	Bauchspeicheldrüse	Enzyme, Blut, Verdauung
Venus	Nebenschilddrüse	Stoffwechsel, Stabilität
Merkur	Schilddrüse	Fettverbrennung, Energiehaushalt
Saturn	vordere Hirnanhangsdrüse	Knochenbau, abstraktes Denken
Mars	Nebennieren	Adrenalinproduktion, Selbsterhaltung
Jupiter	hintere Hirnanhangsdrüse	Milch, Blase, Uterus, Mutterschaft
Sonne	Thymusdrüse	Immunsystem, Wachstum
Neptun	Hypothalamus	Regeneration, Inspiration, Phantasie
Uranus	Keimdrüsen	Sexualhormone, Keimzellen,
Pluto	Zirbeldrüse	Melatonin, Schlaf, Zeitempfinden

Jede endokrine Drüse oder ihr assoziiertes Nervengeflecht ist für den Magnetismus eines bestimmten Planeten empfänglich. Dieser spezifische Magnetismus ist immer am stärksten, wenn der Planet im Zenit steht und vertikal durch die geringste Dicke der Atmosphäre scheint, genau wie das Licht und die Wärme der Sonne Mittags am stärksten ist. Je tiefer er am Himmel sinkt und je spitzer der Winkel, in dem sein Einfluss deshalb die Lufthülle durchqueren muss, umso schwächer ist seine Wirkung, wie bei der Sonne am Morgen und am Abend. Befindet er sich vollständig unterhalb des Horizontes, wird diese Wirkung nur in einer diffusen Form gespürt werden, stark verändert durch den eigenen Magnetismus der Erde. Die Höhe eines gegebenen Planeten am Himmel wird deshalb ein genaues Maß für den Grad der Stimulation sein, der für die korrespondierende Drüse zu einem gegebenen Zeitpunkt zugeführt wird.

MICHAEL nennt entsprechend sieben Hauptkörpertypen (Archetypen) und drei weitere, seltener gewählte Körpertypen, die allerdings alle meist als Mischformen zu finden sind. In der Regel ist der gewählte Körpertyp eine „Melange“, damit möglichst viele der gewünschten Eigenschaften und Entwicklungsmöglichkeiten gegeben sind.

Charakteristik der verschiedenen Körpertypen

Mond

Der Mond ist für uns der naheste Himmelskörper und hat daher den größten Einfluss. Er bewegt das Wasser mit Ebbe und Flut und seine Mondphasen beeinflussen alles Leben. Stimmungsschwankungen sind daher das Hauptkennzeichen.

Die Aufgabe der dem Mond zugeordneten Bauchspeicheldrüse ist die Produktion von Verdauungssäften (Enzyme) und die Bildung der beiden sehr wichtigen Hormone Insulin und Glukagon, die den Blutzuckerspiegel regeln.

Der Mond Typ hat eine blasse Haut, eine fleischige, runde Form, auch der Kopf ist rund, man spricht ja auch vom „Mondgesicht“, Seine Verdauung ist eher schlecht - besonders im Dickdarm - zu weiche und zu feste Stühle wechseln ab, es kommt zu Hypo- oder Hyperglykämie (Diabetes). Menschen reagieren langsamer als andere und sind in ihren Emotionen eher zurückhaltend. Er ist oft ein Spätentwickler.

Ernährungsempfehlung:

Leicht verdauliches Essen, kleine Portionen, wenig Kohlehydrate, maßvoll mit Proteinen und Fett, vorsichtig mit Hülsenfrüchten und Kohl, bei Bedarf Laktose freie Kost.

Eigenschaften bei positivem Einfluss:

Passiv, geduldig, zäh, feinfühlig, einfallsreich, mütterlich, sympathisch, aufnahmefähig, ruhig, einsiedlerisch, logisch, mathematisch, an Details interessiert und oft eine geradezu geniale Intelligenz.

Eigenschaften bei negativem Einfluss:

Launisch, nach innen schauend, kaltherzig, unkommunikativ, eigensinnig, unversöhnlich, depressiv und destruktiv.

Dieser Körpertyp wir gern von Gelehrten und Gestaltern gewählt, wenn es um Leben mit überwiegend intellektueller Betätigung oder um abstraktes schöpferisches Denken geht.

Beispiele mit starkem Mondeinfluss:

Andy Warhol, Albert Einstein, Mao Tse Tung, Truman Capote, John Lennon, „Charlie Brown".

Venus

Die Venus – einziger Planet mit weiblichem Artikel - gilt als stilisierte Repräsentation des Handspiegels der namensgebenden römischen Liebesgöttin Venus. Sie ist der Planet, der auf seiner Umlaufbahn der Erdbahn mit einem minimalen Abstand von 38 Millionen Kilometern am nächsten kommt.

Der Venus Typ wird von der Nebenschilddrüse „regiert", die für Stabilisierung des Stoffwechsels und die Herstellung von Ruhe und

Ausgeglichenheit sorgt. Das trägt zu einer im Allgemeinen guten Gesundheit bei. Er kommt gut mit anderen Menschen aus. Oft sind es hervorragende Köche und gute Liebhaber.

Er ist insgesamt üppig, mit vollem Mund, weich und warm, wie das Idealbild einer Mutter. Er hat große, oft dunkle Augen, die Hüfte ist breiter als die Brust. Dickes Haar, olivfarbene oder dunkle Haut, breite Füße und Hände, schwere Knochen sind hier typisch.

Ernährungsempfehlung:

Viel Obst und Gemüse, wenig von allem anderen.

Eigenschaften bei positivem Einfluss:

Warm, liebevoll, freundlich, Anteil nehmend, immer ansprechbar, sorglos, auf Harmonie bedacht, sanft, nicht wertend, sinnlich, vergnügt, extrem loyal, empfänglich für Schönheit.

Eigenschaften bei negativem Einfluss:

Faul, träge, antriebsschwach, unentschlossen, unbewegt, von anderen abhängig, achtlos, schlampig, überemotional, unvernünftig, mangelnde Praktikabilität.

Venus ist durch seine Formbarkeit und Anpassungsfähigkeit der perfekte Körper für Kämpfer.

Beispiele mit starkem Venuseinfluss:

Marilyn Monroe, Elizabeth Taylor, Mae West, Elvis Presley (neben Merkur), James Dean, Jean Harlow, Tom Selleck (neben Saturn).

Merkur

Merkur ist der nächste Planet zur Sonne und er bewegt sich mit der größten Geschwindigkeit. Der römische Gott Merkur (griechisch Hermes) war der Götterbote. Merkur ist auch die Bezeichnung für Quecksilber. Deshalb verbindet man mit ihm traditionell Schnelligkeit, Agilität und auch Witz neben guten kommunikativen Fähigkeiten.

Merkur beeinflusst die Schilddrüse, die die Verbrennung im Organismus regelt. Eine starke Schilddrüse produziert Schnelligkeit und „nervöse Energie“ in einer Person, während eine schwache Schilddrüse langsame Bewegungen und Müdigkeit bewirkt.

Der Merkur Typ ist eine strahlende, saubere Erscheinung. Haut, Haare und Augen sind eher dunkel, das sorgt für Kontrast. Die Körperbehaarung ist eher spärlich, die Haut ebenmäßig und makellos. Er ist schlank, beweglich und wirkt auch im Alter noch jugendlich. Seine tiefe Stimme ist markant mit Resonanz.

Ernährungsempfehlung:

Vorsicht mit aufputschenden Substanzen und auch mit Zucker. Ein hoher Anteil von Kohlehydraten ist dagegen oft günstig.

Eigenschaften bei positivem Einfluss:

Aktiv, scharfsinnig, clever und vielseitig, sprachbegabt und flüssig im Ausdruck, sauber, gepflegt, positive Einstellung und Ausstrahlung, fröhlich, witzig, schelmisch, zwar leicht zu verärgern, aber nicht nachtragend.

Eigenschaften bei negativem Einfluss:

Unbeständig, nervös, impulsiv, Tendenz zu explosiven Krisen, selbstzentriert, streitsüchtig, sarkastisch, zynisch, überkritisch und oft wehleidig und hypochondrisch.

Merkur ist eigentlich der „perfekte" Typ für Verkünder, aber auch Schwimmer, Läufer und Turner (oft Kämpfer) lieben diesen Körper.

Beispiele mit starkem Merkur Einfluss:

Fred Astaire, Anwar el Sadat, Napoleon (neben Venus), Glenn Close (neben Mond), Freddy Mercury (neben Venus/Saturn), Madonna (neben Sonne), Barack Obama (neben Venus/Saturn), Tom Hanks (neben Venus)

Saturn

Saturn, der Ringplanet, steht traditionell für den Lehrer oder Vater, für Erziehung, Beschränkung und Disziplin. Mythologisch entspricht er dem griechischen Gott Apollo. Abstraktionsvermögen, hohe Ideale und profundes Denken sind Eigenschaften, die zu ihm passen.

Saturn beherrscht die hintere Hirnanhangsdrüse, die für den Knochenbau zuständig ist und außerdem die Funktion des abstrakten Denkens und der Vernunft regelt. Sie ist damit eine der dominierenden Drüsen im Organismus.

Der Saturn Typ entwickelt meist einen überdurchschnittlich groß gewachsenen und kräftigen Körperbau mit starken Knochen, eine

„herausragende“, unübersehbare Erscheinung im wahrsten Sinne des Wortes. Ein länglicher Kopf mit auffälliger Nase, markantem Unterkiefer und vorspringenden Wangenknochen sowie gelbliche Zähne sind außerdem seine Erkennungszeichen. Saturn Typen haben ein ernsthaftes aber liebenswürdiges Erscheinungsbild, man vertraut ihnen. Sie sind ausgeglichen und ruhen in sich selbst.

Sie sehen die größeren Zusammenhänge und haben ein gutes Denkvermögen. Man kann bei ihnen eine eher langsame Sprache, begleitet von langsamen Bewegungen feststellen, weil sie zuerst denken, bevor sie handeln und dafür nehmen sie sich Zeit.

Saturn Typen wirken auf eine subtile Weise dominant, allein durch ihre Anwesenheit. Sie können viel ertragen und aushalten, Not, Mühsal, Elend Entbehrung, Drangsal und Ungemach, auch Phasen von Depression.

Ernährungsempfehlung:

Saturn kann alles vertragen, er schätzt herzhafte Kost und sie bekommt ihm gut.

Eigenschaften bei positivem Einfluss:

Selbstbeherrschung, Führungsqualitäten, Diplomatie, Mäßigung, Vertrauenswürdigkeit, väterliche Fürsorge, großes Durchhaltevermögen, Demut, Verschwiegenheit, Diskretion, ein gutes Gedächtnis und die Fähigkeit zu umfangreichen und langwierigen Denkaufgaben.

Eigenschaften bei negativem Einfluss:

Geistig unbeweglich, mutlos, streng, hartherzig, grausam, zurückhaltend und reserviert, herablassend, nicht änderbar und stur, überarbeitet, Schwäche ist unverzeihlich, aber auch selbstkritisch und zynisch.

Obwohl Saturn eigentlich dem klassischen „Männertyp" entspricht, ist der aktuelle Trend zu androgynen Schönheitsidealen, auch bei Frauen, eine Kombination von Saturn und Sonne: Hochgewachsen, schlank, blond, ätherisch flüchtig mit einer Aura von Bestimmtheit und Anspruch, gemischt mit Zerbrechlichkeit.

Saturn wird gern von Gelehrten, Priestern und Herrschern gewählt.

Beispiele mit starkem Saturn Einfluss:

Abraham Lincoln, Henry Fonda, Lyndon B. Johnson, Michael Jordan, „Uncle Sam", alle Basketballspieler.

Mars

In der Mythologie ist Mars, der rote Planet, der „Gott des Krieges". Die aggressive und leidenschaftliche Energie des Mars erreicht den Körper durch die Nebennieren, die Drüsen der Selbsterhaltung. Der Slogan des Mars-Typs ist "Kampf oder Flucht." Wenn sein Instinkt Bedrohung wahrnimmt, schützen die Nebennieren den Organismus, indem durch erhöhte Adrenalinausschüttung zusätzlich benötigte Energie zugeführt wird. Wenn die Nebennieren Energie überwiegt, prägt das energetisch eine Person, die schnell zur

Selbstverteidigung bereit, leidenschaftlich und mit einem starken Sexualtrieb ausgestattet ist.

Der Mars Typ ist eher klein, aber muskulös und mit festem Körperbau. Er hat ein rundliches Gesicht, kleine aber tiefgründige Augen und auch einen eher kleinen Mund. Er zeigt Stärken in Intellekt, Körperaktivität und auch emotional. Als Kaukasier hat er eine rötliche oder helle Haut mit vielen Flecken, Sommersprossen und Hautunreinheiten und auch die Haare sind rot in allen Schattierungen. In anderen Rassen weichen jedoch diese Farben ab.

Ernährungsempfehlung:

40% Kohlehydrate, 30% Fett und regelmäßige, aber kleine Portionen von Proteinen halten ihn in der Balance.

Eigenschaften bei positivem Einfluss:

Entscheidungsfreudig, freiheitsliebend, direkte und „brutal" ehrliche Sprache, Führungsqualitäten, vor allem in Krisen, Beschützer der Bedrängten und Schwachen, energetisch, ausdauernd, kraftvoll, leidenschaftlich und hypersexuell.

Eigenschaften bei negativem Einfluss:

Leicht zu verärgern, impulsiv, Wut und Kampfeslust, Überreaktionen, überzogene Abwehrhaltung, streitsüchtig, brutal, roh, wild, voreilig, fehlende Voraussicht.

Mars ist gut geeignet für Kämpfer und Herrscher aber auch für Verkünder und Priester im Modus Dominanz.

Beispiele mit starkem Mars Einfluss:

Ryan O'Neal, John Glenn, Robert Redfort, Toby Mcguire, Dwight D. Eisenhower (neben Mond), John F. Kennedy, Paul Newman (neben Neptun), Shirley McLaine (neben Neptun).

Jupiter

Jupiter ist der Planet mit der größten Masse, er hat eine Vielzahl von Monden und ist außerdem der einzige, der eigenes Licht und Wärme erzeugt. Er ist in seiner Entwicklung auf dem Weg, selbst eine Sonne zu werden.

Das spiegelt sich in diesem Körpertyp, indem er eine hohe Wertschätzung für alles Leben hat, Gefallen an den Künsten findet und große Anteilnahme gegenüber anderen zeigt.

Der Jupiter Typ verbreitet – metaphorisch gesprochen – sein Licht gern über andere, Freunde und Verwandte gleichermaßen, indem er sie gern – wie Satelliten – um sich schart, damit er sie an seiner Weisheit und Erfahrung teilhaben lassen kann. Die zugeordnete hintere Hirnanhangdrüse steuert die Prozesse der Mutterschaft.

Jupiter Typen sind gute Führungskräfte, Lehrer und Liebhaber der Menschheit.

Sie haben gewöhnlich eine füllige, fleischige Figur mit einem kurzen, gedrungenen Körper, speziell um die Hüften. Ihr Kopf ist groß und sitzt auf einem kurzen, dicken Hals. Sie wirken damit „mütterlich“, unabhängig vom Geschlecht. Die Körperbehaarung ist spärlich, bei Männern auch auf dem Kopf, mit Ausnahme eines kräftigen Bartwuchses. Die Jupiter Typen schätzen einen guten Wein und leckere Speisen. Sie haben Interesse an Gesellschaft, Kunst, Poesie und Philosophie. Das perfekte Abbild ist der Weihnachtsmann und auch die Figur des Falstaff, beiden ist die „joviale“, etwas herablassende Art gemeinsam.

Ernährungsempfehlung:

Jahreszeitlich angepasst: Herzhaft im Winter, leichter im Sommer.

Eigenschaften bei positivem Einfluss:

Großmütig, mitfühlend, freundliches Wesen, loyal, führsorglich und mütterlich, sprachbegabt, philosophische Ansichten, Weitsicht, breites Wissen, Gerechtigkeitssinn, Fortüne.

Eigenschaften bei negativem Einfluss:

Häufig wechselnde Interessen und Meinungen, genießerisch, ausschweifend, hemmungslos, maßlos beim Essen, extravagant, selbstgefällig und arrogant, zu nachgiebig, verschwenderisch, Aufmerksamkeit heischend, schlechte Sehkraft, kränklich, Übergewicht.

Jupiter eignet sich gut für Gelehrte und alle kardinalen Rollen.

Beispiele mit starkem Jupiter Einfluss:

Orson Welles, Johann Sebastian Bach, Barbara Streisand, Heinrich VIII, Oprah Winfrey, „Falstaff“, „der Weihnachtsmann“.

Sonne

Die Sonne ist der Zentralstern unseres Sonnensystems und damit eines der Zentren unserer Galaxie, der Milchstraße. Ihre Energie und Strahlkraft ist hier unverzichtbar für die Schöpfung und Entwicklung des Lebens.

Die zugeordnete Thymusdrüse regelt das Immunsystem und das Wachstum, besonders bei Kindern.

Die kreative Energie und das strahlend wirkende Äußere ist das Hauptmerkmal des Körpertyps Sonne.

Er hat eine reine Haut, eine zarte Figur, ein schmales oder ovales Gesicht, wache Augen und wirkt jünger als es seinem Alter entspricht. Er erscheint immer Kind geblieben oder wie eine Märchenfigur zu sein und besitzt viele „edle“ Eigenschaften. Er neigt aber zu körperlicher Schwäche und Gebrechlichkeit – der „Fehler“ in der Perfektion - hat eine schwache Verdauung im Dünndarm und Probleme mit den Atemwegen, trotzdem entsteht immer ein positiver Gesamteindruck durch seine Ausstrahlung.

Ernährungsempfehlung:

Leicht verdauliche Kost in kleinen Portionen mit guter Ausgewogenheit und am besten kombiniert verzehrt.

Eigenschaften bei positivem Einfluss:

Strahlend, kreativ, fantasievoll, unbeschwert, unschuldig, fröhlich, elegant, würdevoll, hat gern Spaß und Freude, liebt Kinder.

Eigenschaften bei negativem Einfluss:

Distanziert, intolerant, naiv, unkritisch, unüberlegt, gierig.

Der Typ Sonne eignet sich gut für Gestalter und kreative Leben.

Beispiele mit starkem Sonne Einfluss:

Twiggy, Judy Garland, Michael Jackson (neben Merkur und Neptun), Brad Pitt (neben Saturn), Merryl Streep (neben Mond), „Schneewittchen“, „Peter Pan“.

Übrige Planeten

Gelegentlich wird auch einer der weiter entfernten Planeten mit entsprechend geringerem Einfluss mitgewählt, meist mit einem Anteil unter 5%. Die drei hier genannten Planeten korrespondieren alle mit einem der höheren Zentren.

Neptun

Dieser Gasplanet ist nach Neptun benannt, dem römischen Gott des Meeres und der Fließgewässer. Die zugeordnete Drüse ist der

Hypothalamus, die für die Steuerung vegetativer Prozesse, wie Regulation der Körpertemperatur, der Nahrungsaufnahme und die Regeneration im Schlaf, zuständig ist. Sie beeinflusst außerdem auch das Sexualverhalten.

Neptun Typen haben meist große, runde, verträumte Augen. Sie neigen dazu, verträumt und manchmal etwas weltfremd in Erscheinung zu treten. Kreative Phantasie und Inspiration verbinden sie mit Sinnlichkeit und Hingabe. Die Zuordnung zum höheren emotionalen Zentrum zeigt sich durch besondere Empfindungsfähigkeit.

Man sagt über Neptun Typen, dass sie der Nachwelt in Erinnerung bleiben, es sind Menschen, die Spuren auf der Erde hinterlassen: Heilige, Halbgötter, Ikone und Genies.

Eigenschaften bei positivem Einfluss:

Kreativ, idealistisch, spirituell, visionär, einfallsreich, phantasievoll, gutes Vorstellungsvermögen, sensibel, spitzfindig, feinsinnig.

Eigenschaften bei negativem Einfluss:

unpraktisch, hinterlistig, betrügerisch, zerstreut, langatmig, realitätsfern, unsicher.

Dieser Typ ist besonders für Gestalter und Priester geeignet, wenn es um Leben künstlerischen Schaffens oder mit inspirativen Aufgaben geht.

Beispiele mit Beteiligung von Neptun Einfluss:

Lisa Minelli, James Dean (Mars/Neptun), Marilyn Monroe (Venus/Neptun), Angelina Jolie (Mond/Sonne/Neptun), Edith Piaf,

Uranus

Uranus ist – wie Neptun – ein Gasplanet, beide werden auch als Eisriesen bezeichnet, wegen ihrer großen Entfernung zur Sonne. Mythologisch steht Uranos für das ganze Himmelsgewölbe. Er soll von Gaia, der Mutter Erde, geboren worden sein und mit ihm kam das männliche Element in die Welt.

Uranus zugeordnet sind die Keimdrüsen.

Der Uranus Körpertyp hat eine ungewöhnliche Haut, z. B. wie beim Albino, oder er hat besonders starke oder völlig fehlende Körperbehaarung. Der Körper ist groß, zumindest aber der Kopf, denn auch Zwergwuchs geht auf Uranuseinfluss zurück. Es besteht bei diesem Typ oft ein großer Drang, berühmt zu werden. Die Zuordnung zum höheren motorischen Zentrum zeigt sich durch besondere Aktivität und Vitalität.

Eigenschaften bei positivem Einfluss:

Unabhängig, originell, willensstark, vielseitig, erfinderisch, sinnenfroh, gutwillig und den Menschen zugewandt, empfindet keinen Ekel..

Eigenschaften bei negativem Einfluss:

Selbstsüchtig, rebellisch, unangepasst, animalisch, abartig und pervers im Sexualverhalten.

Beispiele für Beteiligung von Uranus Einfluss:

Otto Preminger (Jupiter/Uranus), Alfred Hitchcock (Mond/Uranus), „Hannibal Lecter", Verne Troyer, bekannt als "Mini-Me" (Merkur/ Uranus), Mitglieder der „Adams Family".

Pluto

Pluto ist kleiner als unser Mond und ist deshalb ein Zwergplanet. Er ist benannt nach dem Gott der Unterwelt. Die Energie des Pluto ist kalt, berechnend und genau, sie steht auch für Tod und Umwandlung, nichts kann dort existieren, was nicht dorthin gehört. Die zugeordnete Drüse ist die Zirbeldrüse, der eine Verbindung zu unserem „höheren Selbst", der Seelenessenz, nachgesagt wird. Sie produziert wichtige Botenstoffe, Melatonin und Serotonin, steuert das Zeitempfinden und wird auch als unser "drittes Auge" bezeichnet, oder als Sitz unseres sechsten Sinnes,

Der Pluto-Typ hat eine Kopfform, fast wie ein umgedrehtes „V", die Stirn ist größer als der Rest des Gesichts. Die Augen sind sehr durchdringend, um scheinbar alles, was um sie herum passiert, zu scannen. Ihr Fokus ist dabei alles, was „weltfremd", falsch oder ungewöhnlich auf sie wirkt. Die Pluto Typen neigen dazu, alles, was nicht in ihr System passt, und sich nicht integrieren lässt, auszuschließen. Die Zuordnung zum höheren intellektuellen

Zentrum zeigt sich durch besondere konzeptionelle Fähigkeiten. Sie sind emotional distanziert, aber intellektuell brillant und wissen, wie die Dinge zusammen arbeiten und zusammen gehören. Sie werden als ernsthaft und „verkopft“ beschrieben.

Eigenschaften bei positivem Einfluss:

Intellektuell brillant, sieht und erfasst größere Zusammenhänge, durchschauen Täuschungen und hinterfragen Konventionen, sind wandlungsfähig und können auch andere „verwandeln“, im Sinne von überzeugen.

Eigenschaften bei negativem Einfluss:

Unnahbar, emotional gestört, gegenüber anderen aber auch gegenüber sich selbst, überkritisch, Drang zur Bewertung von allem, grausam, intolerant, greifen in Privatsphäre ein, decken schamlos die Masken von anderen auf.

Beispiele für Beteiligung von Pluto Einfluss:

Grigori Rasputin (Saturn/Pluto), Steve Jobs (Venus/Saturn/Pluto), Rembrandt van Rijn (Saturn/Jupiter/Pluto), Adolf Hitler (Mars/Uranus/Pluto)

XIV. Hitzewallungen:[14]

Eine Betrachtung aus energetischer Sicht

Frauen und Männer haben unterschiedliche Körper. Nach der Umstellung der Wechseljahre (Klimakterium) hat der weibliche Körper ein enormes zusätzliches Energiepotential zur Verfügung. Energien die zuvor für die monatliche Ei-Produktion und all die Menstruationszyklen Prozesse benötigt wurden, stehen dem Körper nun plötzlich für andere Zwecke zur Verfügung. Die Körperintelligenz nutzt diese Energien natürlich sofort für diejenigen Heilungsprozesse, die zuvor *(oft über viele Jahrzehnte hinweg)* nicht möglich waren, weil zu wenig Energie zur Verfügung stand. So hat die Frau nun plötzlich die Chance Heilungsprozesse erfolgreich zu durchlaufen, für die zuvor das Energieniveau nicht ausgereicht hatte, die zuvor blockiert waren. Und genau diese Blockaden sind es auch, wo sich Hitzewallungen bilden können. Dazu muss man zunächst verstehen, was eine Hitzewallung überhaupt ist:

Was ist eine Hitzewallung ?

Eine Hitzewallung ergibt sich immer dann im Körper, wenn die Energie durch eine besonders verengte oder gar nahezu blockierte Stelle im Energieflusskörper hindurch gepresst wird. Durch den ab den Wechseljahren veränderten und erhöhten Energiefluss im Körper werden viele solche Stellen nun sichtbar beziehungsweise fühlbar. Das kann man sich wie bei einem Bach vorstellen, durch

[14] Vgl. http://www.spirituelle.info/artikel.php?id=142&bw=1

den plötzlich viel mehr Wasser als früher hindurch fließt. Da werden dann die engen Stellen plötzlich spürbar weil sich hier viele Wasserwirbel bilden. An den engen Stellen fließt das Wasser alles andere als ruhig..

Dabei ist es wichtig zu verstehen, dass wann immer eine solche Hitzewallung auftritt, die Energie durchaus hindurch fließt. Es ist also ein gutes Zeichen. *(Bei einer Totalblockade ist keine Hitzewallung spürbar, da bringt der Körper dann andere Signale in Form von Krankheiten.)*

Die Hitzewallung wirkt gleichzeitig wiederum reinigend, negatives verbrennend, so dass der verengte Energiekanal weiter gereinigt und geheilt wird. Was immer einen Energiekanal verengt, hat natürlich auch eine geistige Komponente. So können es Denkmuster, mentale oder geistige Programme, Traumata, allerlei Unverarbeitetes sein, was hier steckt. Darum haben diese Hitzewallungen immer eine psychische Komponente. Wer sich aufmerksam beobachtet wird oftmals sogar Triggersituationen erkennen, welche die Hitzewallung auslösen. Es gibt da keine Zufälle. Auch auf der geistig-energetisch-psychischen Ebene gehorcht alles Gesetzmäßigkeiten. Wer bewusst an diesen psychischen Anteilen arbeitet kann im Normalfall vermeiden Opfer eigener Stimmungsschwankungen wie Reizbarkeit, Aggressivität oder Nervosität zu werden, weil man dann das eigene Unterbewusstsein besser steuert und lenkt. Jedoch es muss nicht immer bewusst werden, was bei Hitzewallungen "verbrannt" beziehungsweise transformiert wird.

Natürlich hat der Mensch auch bei diesen Heilungsprozessen, wie bei vielem im Leben die freie Wahl, ob er den Prozess durchläuft und vieles seines alten Seins hier quasi der Verbrennung / Transformation anheim gibt oder sich dagegen sträubt und jammert und hadert und am Alten festklebt. So hat jede Frau die Wahl, die Prozesse der Wechseljahre als etwas negatives zu sehen (*und vielleicht sogar mit harten Methoden der Schulmedizin zu bekämpfen und gar zu stoppen),* oder als positiven heilsamen Weg *(evt unterstützt von natürlichen lebendigen Mitteln).*

Die weise Frau

Wenn der obige körperliche Heilungs- und Transformationsprozess gelingt und durchlaufen wurde, wenn also die nach der Menopause zusätzlich zur Verfügung stehende Energie nicht mehr für Heilungsprozesse benötigt wird, dann steigt die Energie mehr und mehr ins Kronenchakra auf. Dieses wird dadurch weiter geöffnet und es wird vom Kronenchakra ausgehend die Verbindung nach oben zu höher schwingenden Ebenen immer stabiler. Die Frau entwickelt dadurch automatisch Zugang zu großer Weisheit und sie wird nun zur weisen Frau.

Dieser Prozess kann übrigens eigentlich zu jeder Lebenszeit durchlaufen werden, wenn man zum Beispiel durch Meditation genügend Energie aufbaut. Er ist auch als das "Aufsteigen der Kundalini" bekannt.

Gelingt der Prozess nicht, so bleibt die Frau weiterhin Opfer ihrer untransformierten Programme, verkümmert in unserer Gesellschaft meist vor dem TV oder kriecht hinter einem Rollator durch ihr Restleben und im Kronenchakra läuft dann überhaupt nichts, sie wird dement anstatt weise. Sie schafft es dann auch im Tod nicht, den Körper durch das Kronenchakra (Fontanelle) zu verlassen, weil die feinstofflichen Kanäle nach oben trotz Hitzewallungen nicht freigebrannt wurden.

Praktische Infos

Sehr bekannt ist die Yamswurzel. Sie unterstützt über die Nebennieren auf der psychischen Ebene Loslassprozesse, welche natürlich ein wichtiger Teil eines jeden Weiterentwicklungsprozesses sind.

Frauen zwischen 45 und 55 sind natürlich eine große Zielgruppe, welche sich auch seit Jahrzehnten die Pharmaindustrie ausgesucht hat. So laufen seit vielen Jahren mit großer Stetigkeit Kampagnen, welche die Wechseljahrbeschwerden einseitig auf das Hormongeschehen im Körper reduzieren. So wird regelmäßig über die Medien von Östrogenmangel den man mittels Hormonpräparaten beseitigen müsse und ähnlichem Unsinn berichtet. So werden Frauen auf subtile Weise in die Fänge der Pharmaindustrie getrieben, welche die Wirkungen ihrer Produkte durch verdeckt eigenfinanzierte Studien belegen will. Um den Hormonhaushalt zu harmonisieren genügt es bereits jeden Tag 5-10 Minuten lang einen Mann zu küssen. Das ist bereits ausreichend (wie in Studien festgestellt wurde). Da braucht es also keiner künstlichen oder natürlichen zusätzlichen Hormonergänzungen. Dabei ist also aus einer spirituellen

Sichtweise eine der Fragen, die das Hohe Selbst an jede Frau in dieser Wechseljahrphase stellt: Willst du den neuen Teil deines Lebens freudevoll genießen oder willst du dein Leben eintrocknen und verdörren lassen ? Viele ältere Frauen müssen sich für das Letztere entscheiden, weil sie frühere negative Erfahrungen mit Männern nicht loslassen *(=siehe Stichwort Nebennieren oben)* oder vergeben wollen. Wie oben dargestellt, es ist immer das Negative, Unverarbeitete, welches im Körper steckend die Vibrationen der Hitzewallungen auslöst.

Osteoporose / Calciummangel

Osteoporose und Calciummangel haben eigentlich direkt gar nichts mit den Wechseljahren zu tun. Sie sind einfach nur die Folge von übersäuerter Ernährung und übersäuertem Denken. Der Körper benutzt das Kalzium aus den Knochen um mit dem Zuviel an Säure im Körper fertig zu werden. Dieses Thema ist nur darum besonders aktiv in den Wechseljahren weil die bequeme Möglichkeit das Zuviel an Säure über die Regelblutung auszuleiten nun nicht mehr zur Verfügung steht.

Im übertragenen Sinne stellt das Hohe Selbst der Person darum die kritische Frage, ob sie weiterhin ihr übersäuertes Denken beibehalten will, denn seelische Weiterentwicklung ist der eigentliche Sinn des Lebens.

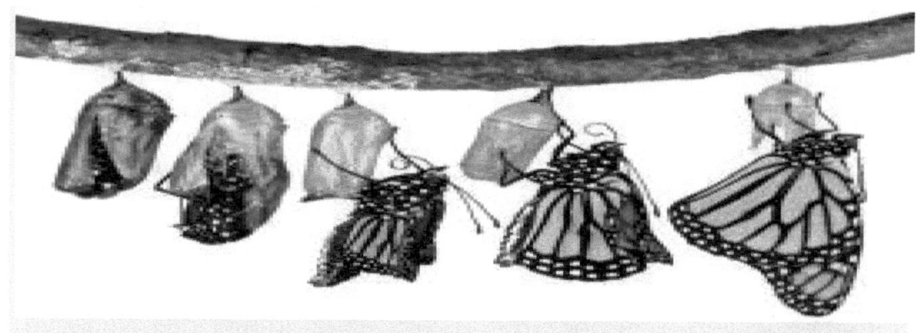

XV. Wechseljahre:[15]

Die Metamorphose der selbstbewussten Frau

Zwischen 42 und 49 Jahren liegt die „ Metamorphose der Lebensmitte“, in der Frauen ernsthaft beginnen, einen Rahmen zu schaffen, in dem sie die eigenen Vorstellungen in ihren alltäglichen Aktivitäten ausleben. In dieser Lebensphase neigen sie dazu, keine Kompromisse einzugehen. Die Menopause setzt im Schnitt zwischen 45 und 55 Jahren ein, das Durchschnittsalter liegt bei 52 Jahren. Es ist ein biochemischer Prozess, der sich über einen Zeitraum von sechs bis zehn Jahren erstreckt.

In der vorherigen Lebensphase spiegelt die Frau eher die Anima des Mannes. Sie passt sich seinen Bedürfnissen an, damit es ihm gut geht und hilft und stärkt ihn bei seiner Karriere, die oft einen großen Raum einnimmt. Außerdem besetzt sie noch die Position der Mutter, die für die gemeinsamen Kinder sorgt und stellt sich somit in den Hintergrund. Diese Aufgaben fallen ihr in dieser Zeit leicht, da sie das Wohl der Familie im Auge hat und es aus biologischer Sicht der Focus und das Zentrum ihres Lebens ist. Ihre Liebe, Hingabe

[15] Vgl. https://www.sein.de/wechseljahre/

und die Opfer sind groß. Wenn sie in die Wechseljahre kommt, bedeutet das auch einen Wechsel in ihrem Leben, da ihre Aufgabe erfüllt ist. Der Mann hat oft die berufliche Karriereleiter erklommen, und die Kinder sind erwachsen und für sich selbst verantwortlich.

Eigenliebe in Weisheit umwandeln

In dieser Metamorphose geht es darum, sich in der eigenen Aufgabe anzunehmen, damit sich der Kreislauf schließt. Sich selbst bedingungslos anzunehmen und zu lieben, die jahrelange Hingabe an die Liebsten auf sich selbst zu beziehen. Es gilt, diese Reifung der Eigenliebe in Weisheit umzuwandeln, um dann die größere Gemeinschaft (die Erde) daran teilhaben zu lassen.

Das kollektive Unbewusste

In unserer heutigen Gesellschaft wird die Stimme der Frau nach der Menopause gefürchtet, geleugnet und ignoriert. Die neurotische Gesellschaft drängt zur ewigen Jugend und medizinischen Hormontherapie. Durch die gesellschaftlich bedingte Abwendung von einem wesentlichen Übergangsritus fühlen sich ältere Frauen nutzlos, isoliert und machtlos. Nach der herkömmlichen Auffassung in der Medizin und patriarchalischen Gesellschaftsordnung ist das Klimakterium kein natürlicher Prozess, sondern eine Mangelerkrankung. Unser Kulturkreis hält es für natürlich, dass Menschen im Alter deprimiert, müde, inkontinent, vergesslich und senil werden. Dieser Verfall ist keine natürliche Folge des Alterns, sondern unsere Konsequenz der kollektiven Vorstellung über das Altwerden. Im kollektiven Unbewussten unserer Kultur wird die weise alte Frau oft als Greisin dargestellt, die sonderbar ist, allein im Wald lebt und häufig mit Hexen und exzentrischem Verhalten in Verbindung gebracht wird.

Stoßdämpfer Nebenniere

Die herkömmliche Auffassung, die Symptome der Wechseljahre seien vor allem auf Östrogenmangel aufgrund des Versagen der Eierstöcke zurückzuführen, basiert auf unzulänglichen Informationen. Erstens produzieren die Eierstöcke keineswegs nur Östrogene, sondern auch Androgene wie DHEA und Testosteron und das Gestagen Progesteron. Diese werden außer von den Eierstöcken auch von anderen Organen, z. B. den Nebennierenrinden, der Haut, den Muskeln, den Haarfollikeln und im Fettgewebe gebildet. Gesunde Frauen in den Wechseljahren sind gerüstet, die hormonelle Veränderung der Eierstöcke selbst zu bewältigen. Ob der Übergang in diese Phase unproblematisch ist oder nicht, ist abhängig von der Funktion der Nebennieren und vom allgemeinen Ernährungssta[t]us.

Es ist wichtig zu wissen, dass bei gesunden Frauen die Nebennieren die Hormonproduktion der Eierstöcke übernehmen. Da aber viele Frauen vor der Menopause emotional und ernährungsbedingt angegriffen sind, beeinträchtigt dies deren optimales Funktionieren. Wechseljahresbeschwerden wie allgemeine Müdigkeit, chronischer und emotionaler Stress, Ernährungsmängel, Schlaflosigkeit, verworrenes Denken, Depression, Kopfschmerzen, Gedächtnisstörungen, Unterzuckerung, Heißhunger auf Süßigkeiten, Infektanfälligkeit,

Hitzewallungen, Atrophie (Verdünnung) der Schleimhäute der Vagina, Herzerkrankungen bis hin zu Osteoporose sind dann die Folgen. Diese Beschwerden zeigen, dass die Nebennieren „leergelaufen“ sind. Die Nebennieren sind die wichtigsten „Stoßdämpfer“ des Körpers. Fazit ist, dass wir den Wechsel in das neue, weise Leben nutzen und bewusst auf unseren Körper reagieren und ihn pflegen und unterstützten sollten. Wir sollten uns eher dem stellen, was uns die Gesellschaft verwehren will: die Erfahrung in Würde unsere Falten zu sehen und dabei aus Altersklugheit zu lächeln.

XVI. Sakralchakra:

Das zweite aller sieben Chakren[16]

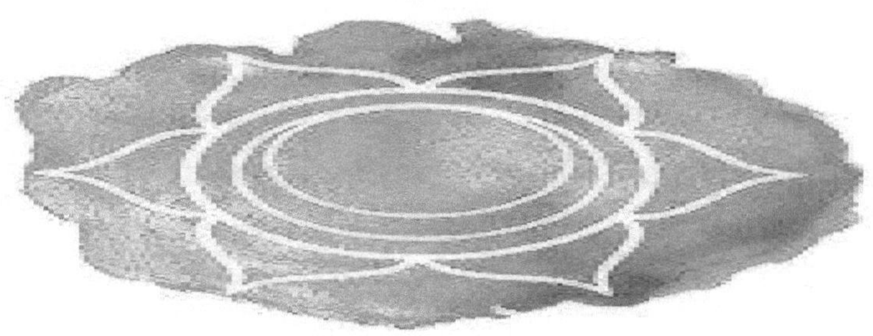

Das Sakralchakra befindet sich eine Handbreit unter dem Bauchnabel – auf energetischer Ebene verbindet es uns daher auch mit unseren Sexualorganen.

Wie können wir unsere Sinnlichkeit am besten ausleben? Was bedeutet Lebensfreude für uns? Und wie können wir dafür sorgen, dass unsere kreative Schöpferkraft nie versiegt? Erfahren Sie mehr über das Sakralchakra.

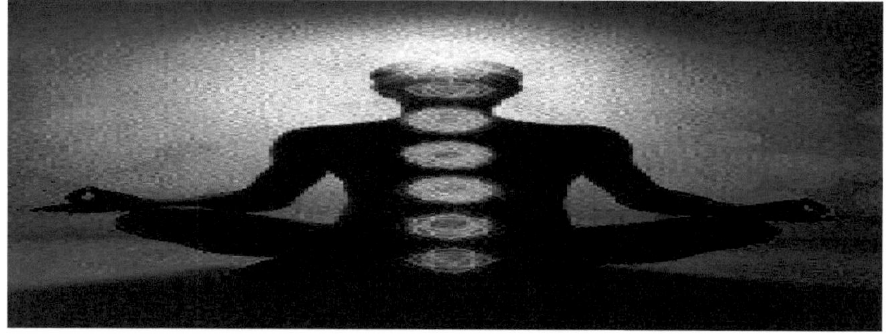

[16] Vgl. https://www.viversum.de/online-magazin/sakralchakra

Was sind Chakren eigentlich?

Chakra ist ein uraltes Wort, das eigentlich aus dem Sanskrit stammt und ein fester Bestandteil der hinduistischen Philosophie ist – es bedeutet so viel wie Rad oder Kreis. Kein Wunder also, dass es sich bei den Chakren auch um feinstoffliche **Energiewirbel** handelt, die wie unsichtbare Räder ihre energetischen Kreise drehen. Dabei wirken sie wie kleine Schaltzentralen, die im Körper für einen ausgewogenen Strom aller Lebensenergie sorgen, bis auch die letzte Zelle erreicht ist.

Insgesamt verfügt jeder Mensch über sieben Hauptchakren – und über diese wird all die uns umgebende Energie, auch Prana (Lebensenergie) genannt, im gesamten Körper verteilt.

Die sogenannten Nadis, auf komplexe Weise miteinander verknüpfte Energiekanäle, transportieren dann Prana genau dorthin im Körper, wo es gerade benötigt wird. Sind eines oder mehrere Chakren jedoch blockiert, kann auch die Lebensenergie nicht mehr ungehindert fließen. Es kommt zu energetischen Blockaden, die sich sowohl auf psychischer wie auch physischer Ebene auswirken können – dem kann man aber mit ganz bestimmten Speisen oder auch einer speziellen Aromatherapie entgegenwirken.

Das Sakralchakra

Das Sakralchakra ist dem fließenden Element des Wassers zugeordnet. Deshalb symbolisiert es auf energetischer Ebene auch unsere Spontanität, unsere universelle Kreativität und die Hingabe an den mächtigen Strom allen Lebens. Hauptthemen des Sakralchakras sind die pure Lust am Leben (in dem man jeden Moment auch wirklich auskostet), die Begeisterung für Sinnesfreuden in allen ihren Formen und das Ausschöpfen der eigenen, kreativen Kräfte.

Sakralchakra öffnen

Kommt es zu Blockaden des Sakralchakras, kann dies zum Verlust des sexuellen Begehrens führen, zu Erektionsproblemen oder auch Orgasmusschwierigkeiten. Auf der körperlichen Ebene manifestieren sich Verhärtungen unterschiedlichster Art – wie etwa steife Gelenke, Muskelverspannungen und Rückenschmerzen, besonders im unteren Rücken. Verstärkt treten auch Durchblutungsstörungen, Harnwegsinfekte oder Nierensteine auf. Um wieder mit dem Strom der Sinneskräfte zu fließen, empfehlen sich neben speziellen **Aroma**- und **Edelsteintherapien** auch körperliche Ausdrucksformen, in denen fließende Bewegungen eine große Rolle spielen – wie zum Beispiel Ausdruckstanz, Yoga oder Schwimmen. **Chakra Meditation** kann ebenfalls sehr hilfreich sein. Mehr zum Thema **Chakren öffnen**.

Sakralchakra und seine Entsprechungen

Name: 2. Chakra, Sakralchakra, Svādhisthāna (Sanskrit)
Sitz: Eine Handbreit unter dem Bauchnabel
Symbol: Mondsichel
Zahl: **Sechs**

Element: <u>Wasser</u>
Farbe: <u>Orange</u>
Aromatherapie: Orange, Bitterorange, Myrrhe, Ylang-Ylang, Sandelholz, Pfeffer, Vanille
Edelsteine: <u>Citrin</u>, <u>Karneol</u>, Oranger Beryll, oranger **<u>Jaspis</u>**
Speisen: Melone, Mango, Orange, Kresse, Spinat, Gurke, Rukola, Radicchio, Löwenzahn
Geistige Ebene: Schöpferische Kraft, Kreativität, Sinnlichkeit, Sexualität, Leben im Moment
Symptome bei Blockaden: Ablehnung von Sexualität und Sinnlichkeit, Scham- und Schuldgefühle, ungelebte Kreativität

Das zweite Chakra ist das Zentrum unserer ganz ursprünglichen Gefühle, des Sexualtriebs und der puren, kreativen Schöpfungskraft. Ein freies Sakralchakra sorgt dafür, das wir ungehindert mit anderen kommunizieren können, Freude am Sex und intimen Momenten haben und ungehindert unsere Kreativität ausleben können. Bei **<u>Blockaden</u>** kann es zu schöpferischen Krisen kommen oder Schwierigkeiten im sexuellen Bereich, die bis hin zu überzogener Scham oder sogar Frigidität führen können.

Neugierig auf die geheimnisvolle Welt der Chakren geworden? Dann finden Sie gleich mehr über alle sieben Chakren heraus:

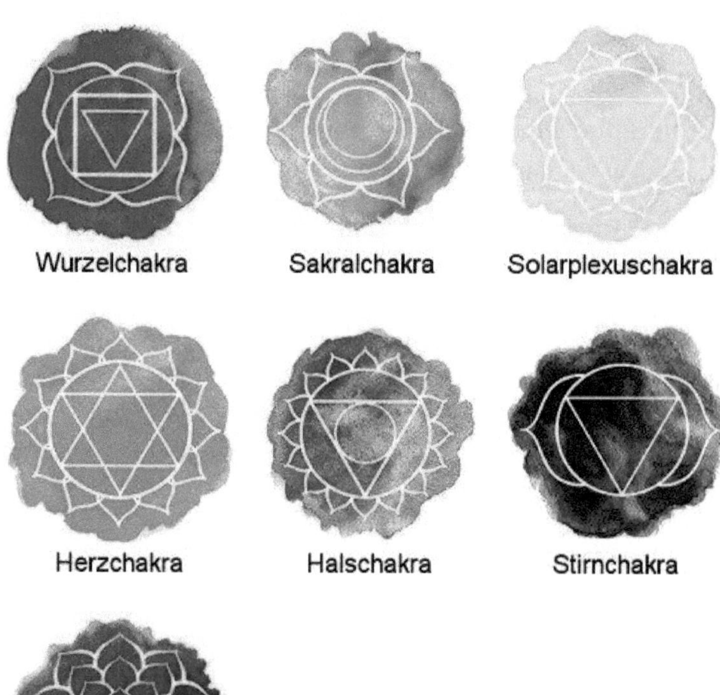
Wurzelchakra
Sakralchakra
Solarplexuschakra
Herzchakra
Halschakra
Stirnchakra

Kronenchakra

XVII. Energiezentrum:[17]

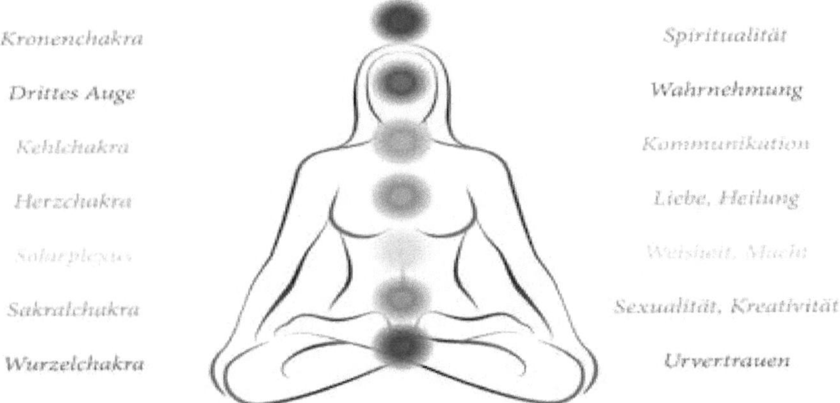

Das Sakralchakra ist das **zweite Energiezentrum** im menschlichen Körper. Es befindet sich wenige Zentimeter unterhalb des Bauchnabels – genauer gesagt hat es seine Position in etwa auf der Höhe der Lendenwirbelsäule beziehungsweise im oberen Teil des Kreuzbeins an der Schamgrenze. Das Sakralchakra liegt zwischen dem Wurzelchakra (Muladhara) und dem Solarplexuschakra (Manipura). Im altindischen Sanskrit wird das Sakral-Chakra auch **Svadisthana** genannt, was so viel bedeutet wie „der eigene Ort". Das Swadhistana Chakra steht für Lebenslust und Leidenschaft. Dieses Chakra steuert aber auch maßgeblich den Ausdruck und das Empfinden von Emotionen. Ebenso werden dem Sakralchakra unsere unterbewussten Gefühle, Instinkte und Intuitionen zugeordnet. Das Sakralchakra wird mit dem **Element Wasser** verbunden. Seine Resonanzfarbe ist ein für

[17] Vgl. https://www.blumen-des-lebens.de/sakralchakra/

Lebensfreude und Sinnlichkeit stehendes **Orange**. Der **sechsblättrige Lotos** ist das Symbol für das 2. Chakra.

Welche Bedeutung hat das Sakralchakra?

Dem Sakralchakra werden sowohl unsere kreativen Kräfte als auch unsere ursprünglichen Gefühle und unsere Sexualität zugeordnet. In seinem Energiezentrum vereinen sich seelisches und weltliches Verlangen. Die intensive Prägung des 2. Chakras findet bis zum 8. Lebensjahr statt. Aber auch einschneidende Erlebnisse während der Pubertät können gravierende Auswirkung auf seine Entwicklung haben. In dieser Zeit lernen wir unsere eigene Lebensenergie und – freude kennen und entwickeln unsere Sexualität und die damit verbundenen Emotionen und Gefühle. Positive Erfahrungen sind wichtig für spätere bejahende Kontakte zu anderen Menschen und zum anderen Geschlecht.

Ein ausgeglichenes Sakralchakra ist Voraussetzung für intakte zwischenmenschliche Beziehungen, Lebensfreude und ein erfülltes Leben.

Was sind die Ursachen für Störungen und Blockaden des Sakralchakras

Die Ursachen für Störungen des Sakralchakras liegen in der Regel im emotionalen Bereich. Beziehungsprobleme wie unerfüllte und zurückgewiesene Liebe können ursächlich an einem Ungleichgewicht im Sakralchakra verantwortlich sein. Aber auch anderer intensive, negative Gefühle wie langanhaltender Stress oder auch sexueller Missbrauch, Traumata haben Einfluß auf das 2. Chakra und können Blockaden auslösen.

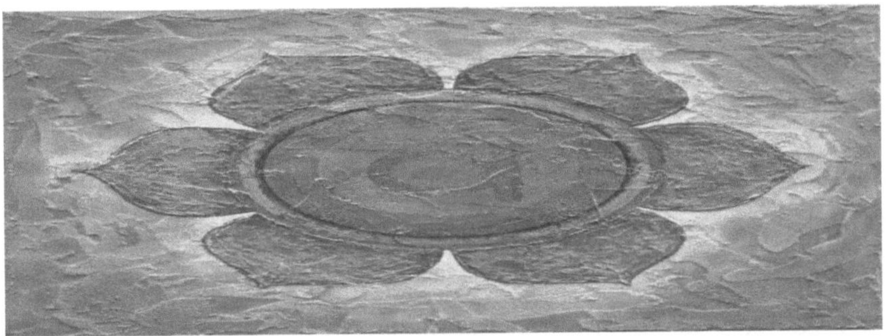

„Energiebild: Sakral-Chakra Kreativität“

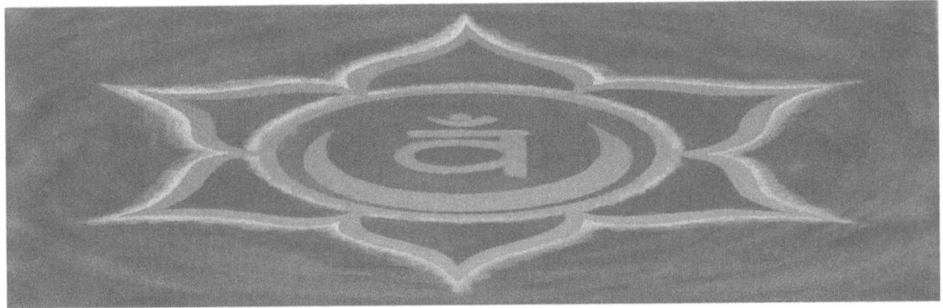

„Energiebilder: Sakral-Chakra Lebensenergie“

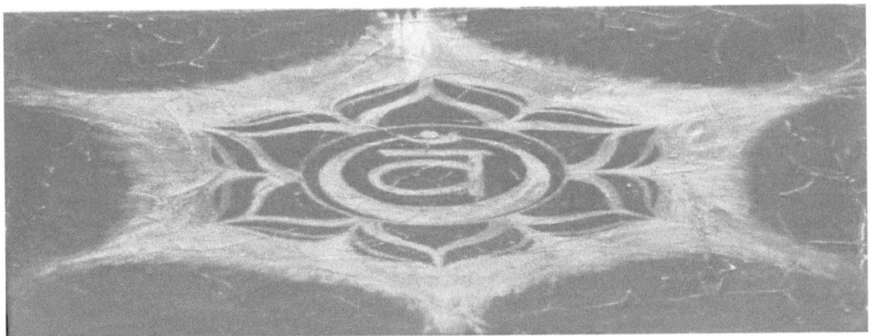

Wie bemerke ich Störungen im Sakralchakra?

Störungen des Sakralchakras zeigen sich oft durch emotionale Instabilität, da das Zentrum der Lebensenergie betroffen es. Den Betroffenen fällt es schwer, das Leben zu genießen, anderen Menschen zu vertrauen, sie sind oft schüchtern, haben Schuldgefühle und sind von Eifersuchtsgefühlen geplagt. Ein Ungleichgewicht im Sakralchakra kann Auswirkungen auf die Sexualität haben. Das zeigt sich sowohl durch sexuelles Desinteresse als auch durch übersteigerte sexuelle Aktivität. Auch auftretende Süchte können ein Zeichen für ein gestörtes Sakralchakra sein.

Wie aktiviere und öffne ich mein Sakralchakra

Ein geöffnetes Sakralchakra ist wichtig für unser seelisches und körperliches Gleichgewicht. Es macht das Leben reicher und ist die Grundlage für ein erfülltes Leben. Ein wichtiger Schritt ist, sich den positiven und schönen Dingen des Lebens zu widmen. Selbstliebe und Akzeptanz der eigenen Bedürfnisse und der eigenen Person sind dafür die Basis. Sind schwere Traumata die Ursache für ein Ungleichgewicht im Sakralchakra ist es wichtig, die Aufmerksamkeit darauf zu lenken.

Außerdem kannst Du diverse Hilfsmittel zur Aktivierung und Entstörung des Sakralchakras zur Hilfe nehmen. So unterstützt der bewusste Einsatz der Farbe, das Energiezentrum zu öffnen und zu aktivieren. Hilfreich sind auch diverse Heilsteine und sinnliche Körperbehandlungen.

Aktiviere Dein Sakralchakra mit wunderschönen Energiebildern aus meinem Online Shop

Ich möchte Dich mit meinen wunderschönen Sakralchakra Bildern zum Entspannen und Meditieren einladen. Was meine Energiebilder so außergewöhnlich macht? Sie sind handgemalt (mit besten Künstler Acryl Farben) und zeichnen sich durch ein feines Relief aus. Durch die leichte Oberflächenstruktur wirken meine Sakralchakra Bilder auf den Betrachter „lebendig". Zudem sind die Bilder in einem warmen Orange gehalten (die Resonanzfarbe des zweiten Chakras), was die Ansprache des Sakralchakras nochmals deutlich unterstützt. Verziert dieses Wandbild mit seinem sechsblättrigem Lotos Deinen Raum, so entsteht eine spirituelle Stimmung voller Harmonie und Ruhe, die Dir dabei hilft, Dein Sakralchakra zu öffnen und zu aktivieren. Ob zuhause, in Deinem Yogastudio, Deiner Heilpraktiker-Praxis oder Deinem Meditationsraum – Die einzigartigen Original-Gemälde sind echte Blickfänger, versprühen eine entspannte Wohlfühlatmosphäre und können dazu beitragen, Deine Lebensenergie wieder ungestört fließen zu lassen.

XVIII. Zweites Chakra:[18]

Svādhisthāna, Sakralchakra, Sexualchakra, Kreuzzentrum, ...

2. Chakra, das Sakralchakra / Svadhisthana-Chakra (Svadhisthana = Süße, Lieblichkeit)

Das Sakralchakra ist das zweite Chakra und liegt etwa eine Handbreit unter dem Bauchnabel. Es ist wie alle noch folgenden Chakren, außer dem Wurzelchakra und dem Kronenchakra, nach vorne geöffnet. Es steht für die ursprüngliche Lebenslust und die göttliche Schaffenskraft und ist der Sitz ungefilterter ursprünglicher Emotionen. In dieser Bewusstseinsstufe liegt die Kreativität. Eng verbunden mit der Schaffenskraft ist der Fortpflanzungstrieb, der ja auch mit dem Schaffen von etwas Neuem verbunden ist. Störungen in diesem Chakra können sich durch Krankheiten an den Geschlechtsorganen, aber auch Störungen im sinnlichen Empfinden äußern. Auch eine Über- oder Unterfunktion des Sexualtriebes kann Aufschluss über ein blockiertes Sakralchakra geben. Seelisch macht sich das Ungleichgewicht durch Süchte und Antriebslosigkeit bemerkbar.

Kurzübersicht - Informationen & Zuordnungen

In folgender Tabelle haben wir die wichtigsten Informationen und Zuordnungen die dem Sakralchakra entsprechen, für dich zusammengefasst:

[18] Vgl. https://www.lichtkreis.at/wissenswelten/chakren-wissen/sakralchakra/

Namen	Svādhisthāna, Sakralchakra, Sexualchakra, Kreuzzentrum, Polaritätschakra, Sexual-Zentrum, 2. Chakra
Themen	Sinnliche Ebene der Sexualität; Erotik; ursprüngliche Gefühle. Innere Verbundenheit mit den befruchtenden und empfangenden Energien in der Natur, schöpferische Kräfte. Loslassen, und mit dem Leben fließen.
Lage	etwa eine Handbreit unter dem Bauchnabel
Energieaufnahme	öffnet sich nach vorne
Körper-Zuordnung	Der Fluss aller Körpersäfte wird von hier beeinflusst: Blut Lymphe, Schweiß, Verdauungssäfte, Sperma und Urin, sowie Tränen. Die Eierstöcke, Keimdrüsen und Hoden werden von hier aus hormonell beeinflusst.
Sinnesfunktion	Geschmacksinn
Drüsen	Eierstöcke, Hoden
Hormone	Östrogene, Testosteron, Progesteron
Steine	Oranger Beryll, oranger Jaspis, Karneol, Citrin, Mondstein
Farben	Orange
Element	Wasser
Aromen	Ylang-Ylang, Sandelholz, Myrrhe, Bitterorange, Pfeffer, Vanille, Orange

Bachblüten	Oak, Olive, Pine
Räucherstoffe	Vanille, Tolu, Styrax, Benzoe, Rosenholz, Angelikawurzel, Myrrhe, Sandelholz, Drachenblut, Weihrauch
Mantra	VAM
Symbol	Sechsblättriger Lotus
Lichtwesen	**Aufgestiegene Meister:** Seraphis Bey, Sanat Kumara; **Erzengel:** Michael

Was das Sakralchakra anbelangt, zeigt es seine Offenheit und harmonische Funktion, in dem sich unser Leben und unsere Gefühle in einem natürlichen Fließen äußert. Es hat mit Kommunikation mit dem inneren Wesen zu tun. Mit dem, was der Körper möchte und braucht und womit er Freude erfährt. Die Fähigkeit der Person, Kinder zu bekommen ist ebenfalls mit diesem Chakra verbunden.

Seine disharmonische Funktion hat den Ursprung oft in der Pubertät. Wenn die Eltern und Lehrer nicht in der Lage waren, die erwachenden sexuellen Kräfte und die Anwendung dieser Energien richtig zu vermitteln. Das zweite Chakra ist das Zentrum ursprünglicher Emotionen, sexueller Energien und schöpferischer Kräfte.

Aktiviertes Sakralchakra:

Ein aktiviertes Chakra äußert sich natürlich in einem vitalen, lustvollen Sexualleben. Aber nicht nur dort. Menschen, deren

Sakralchakra aktiviert ist, können sich beispielsweise voll einer Aufgabe hingeben oder sich auf andere Menschen und Meinungen einlassen. Das entwickelte Sakralchakra steht nicht nur für das "Zeugen von Kindern" sondern auch für alle anderen Formen des schöpferischen (zeugenden) Handelns: der Kreativität in der Kunst, im Beruf oder beim eigenen Hobby.

Ein ausgeglichenes Sakralchakra, befähigt zu einer seelisch-körperlichen Übereinstimmung in der Partnerschaft. Der Mensch vertraut seinen Instinkten und das Umfeld spürt seine Vitalität. Er ruht in sich und hat einen ausgeprägten Familiensinn.

Wenn Wurzelchakra und Sakralchakra im Einklang sind, hat ein Mensch mit sensitiven Anlagen die Möglichkeit, seine Fähigkeiten zu vervollkommnen.

Kurzfassung - Indikatoren für störungsfreies Sakralchakra

Sinnlichkeit, Lebensfreude, Schöpferische Kraft, Kreativität, Sexuelle Energie, Lust am Leben, positive Bindungen zu anderen Menschen und zum anderen Geschlecht, Selbstbewusstsein, Begeisterungsfähigkeit

Blockiertes Sakralchakra:

Oft ist der Fluss des Gebens und Nehmens gestört. Das kann sich auf verschiedenste Weisen äußern:

- Ein blockiertes Sakralchakra verweist nicht nur auf Frigidität und Impotenz. Auch Sexsüchte (bspw. Nymphomanie oder deren männliches Pendant "Don Juanismus") können Zeichen eines gestörten Sakralchakras sein.

- Körperlich zeigt sich die Störung als Fettleibigkeit (Horten, alles behalten wollen) oder Magersucht (Ablehnung, nichts nehmen wollen).
- Emotional wirkt dies bei Menschen, die Probleme haben, ihre eigenen Gefühle zuzulassen - oder mit denen von anderen Menschen umzugehen.
- Zwischenmenschlich wirkt die Störung in Form von Vereinsamung und Isolation. Oder als Mensch, der gerne kokettiert, ohne sich wirklich einzulassen.

Kurzfassung - Indikatoren für Störungen / Blockaden im Sakralchakra:

Unfähigkeit das Leben zu genießen, seelische Kraftlosigkeit, Motivationslosigkeit, Eifersucht, Schuldgefühle, zwanghaftes Sexualverhalten, Sexgier, sexuelles Desinteresse, Suchtgefährdung, starke Stimmungsschwankungen, Triebhaftigkeit, Menstruationsbeschwerden, Erkrankungen von Gebärmutter und Eierstöcken, Prostata- und Hodenerkrankungen, Potenzstörungen, Pilzerkrankungen der Geschlechtsorgane, Geschlechtskrankheiten, Nierenerkrankungen, Blasenprobleme, Harnwegsinfektionen, Schmerzen im Bereich der Lendenwirbelsäule, Hüftschmerzen, Folgeerscheinungen mangelnder Entgiftung

Funktion der Drüsen, die dem Sakralchakra zugeordnet sind:

Die paarweise angeordneten Keimdrüsen, produzieren in ihrem endokrinen Anteil Sexualhormone. Die Hoden u.a. das männliche Hormon Testosteron, die Eierstöcke die weiblichen Hormone Östrogen und Progesteron. In ihrem exokrinen Anteil bilden die Hoden Samenfäden, die Eierstöcke lassen die Eizellen reifen.

XIX. Svadhisthana:[19]

Das Sakralchakra ist das zweite der sieben Hauptchakren im menschlichen Körper. Es wird im Sanskrit Svadhisthana genannt, was sich als „Süße und Liebliche" oder aber auch „der eigene Ort" übersetzen lässt. An diesem Punkt befindet sich das wahre und unbeeinflusste Selbst. Dem Sakralchakra werden die Lebenslust, ursprüngliche Gefühle und die kreative Schöpfungskraft zugeordnet, die auch mit der Sexualität in Verbindung steht.

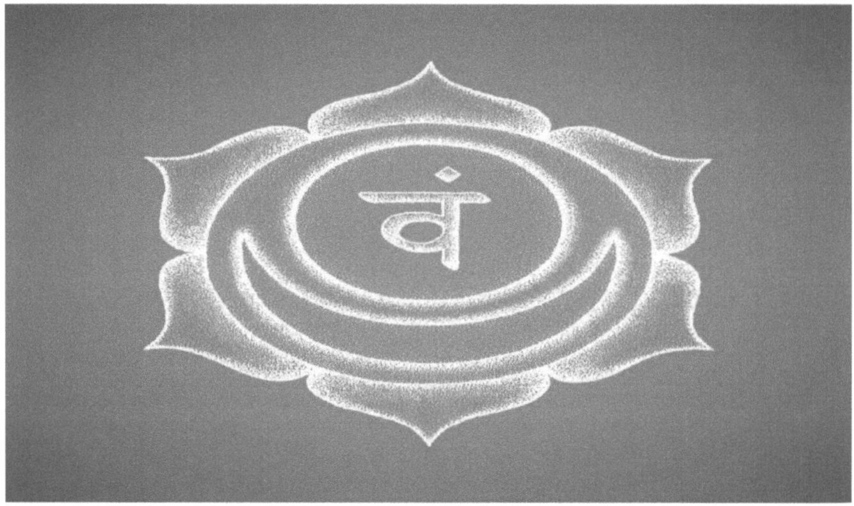

Wo befindet sich das Sakralchakra?

Das Sakralchakra findet sich ungefähr eine Handbreit unter dem Bauchnabel und zwischen den beiden Hüftknochen am unteren Ende der Wirbelsäule auf Höhe des Kreuzbeins, Steißbeins und des Schambeins.

[19] Vgl. https://linda-giese.de/Sakralchakra/

Sakralchakra-Bedeutung: der Fluss der Lebensenergie

Die Bedeutung des Sakralchakras ist vor allem in der sinnlichen Stufe des Bewusstseins zu finden. Der Fluss der Lebensenergie findet hier einen wichtigen Punkt, der sich auch durch das Ausdrücken von tiefen Emotionen und intensiven Empfindungen zeigt. In diesem Energiezentrum vereint sich das Verlangen der Seele mit den weltlichen Leidenschaften. So wie bei der schöpferischen Kreativität die Empfängnis von phantasievollen Eingebungen im Vordergrund steht, ist auch die Empfängnis im Sinne der Fortpflanzung mit dem Sakralchakra verbunden. Die sexuelle Energie verbunden mit der Lust am Leben und der Sinnlichkeit werden durch diese Energiezentrum repräsentiert. Ein aktives und geöffnetes Sakralchakra kann sich über das bejahende Band zu anderen Menschen, auch des anderen Geschlechts, zeigen.

Das Sakralchakra wird mit dem Element Wasser verbunden und steht im menschlichen Körper mit den Organen und Funktionen in Beziehung, in denen sich vermehrt Wasser sammelt. Dazu zählen unter anderem der Urinaltrakt, Blasen und Nieren, sowie die Fortpflanzungsorgane. Dem Sakralchakra werden die Geschlechtsdrüsen in den Eierstöcken und den Hoden zugeordnet. Das weibliche Sexualhormon Östrogen, sowie die Hormone Testosteron und Progesteron, die bei Männern und Frauen in unterschiedlicher Konzentration und Funktionsweise auftreten und unter anderem eine Rolle für die Spermienproduktion, die Schwangerschaft und den Monatszyklus spielen, werden ebenfalls durch das Sakralchakra beeinflusst. Des Weiteren werden auch die Prostata und der Lymphfluss, sowie das Immunsystem und Skelettteile wie die Lendenwirbelsäule am unteren Rücken und die Hüftgelenke dem Sakralchakra zugeordnet.

Sinnbilder des Sakralchakra

Die Sinnbilder des Sakralchakras spiegeln die lebendige, vitale und kreative Kraft dieses Energiezentrums wider.

Sakralchakra-Farbe: lebensbejahendes Orange

Ein kraftvolles, warmes Orange ist die Farbe des Sakralchakras und spiegelt das innere Feuer des eigenen Wesens wider. In der Farbpsychologie wird das Orange mit der Lebenskraft verbunden. Geselligkeit, Anregung und Aktivität sind ebenfalls Attribute dieser optimistisch erscheinenden Farbe.

Symbol des Sakralchakras: sechsblättriger Lotos

Der sechsblättrige Lotos symbolisiert das Sakralchakra. Die in der buddhistischen und hinduistischen Religion heilige Pflanze, wird in Asien in der Nähe von Tempeln gepflanzt. Sie steht unter anderem für die Wiedergeburt.

Element des Sakralchakras: Wasser

Das fließende Wasser ist das Element des Sakralchakras. Im Sanskrit wird dieses Element auch Apas genannt, was aufgrund der fließenden Eigenschaft des Wassers eigentlich die Mehrzahl von

Wasser beschreibt. Hier findet sich die Verbindung zum Fluss der Lebensenergie mit dem Sakralchakra.

Sakralchakra-Blockaden: wenig Lebensfreude und Isolationsgefühle

Da das Sakralchakra unmittelbar mit den Fluss der Lebensenergie in Verbindung gebracht wird, kann es bei einer Störung oder Blockade dieses Energiezentrums für Betroffene unmöglich sein, das Leben zu genießen. Sie werden häufig von emotionaler Instabilität geplagt und fühlen sich isoliert. Ein unausgeglichenes Sakralchakra kann zu einer Übersensibilität und Ängsten führen, sich aber auch negativ auf die Kreativität und Motivation auswirken. In zwischenmenschlichen Beziehungen fällt es ihnen schwer zu vertrauen, sie legen oftmals Schüchternheit an den Tag und haben Schuldgefühle. Eifersucht kann ebenfalls ein Thema sein und auch passivaggressive Verhaltensweisen können vorkommen.

Eine Veränderung des Sakralchakras kann Auswirkungen auf die Sexualität besitzen. Betroffene Personen haben mitunter einen vermehrten Sexualdrang und beschäftigen sich im Geiste häufig mit diesem Thema. Es kann jedoch auch das Gegenteil der Fall sein: sexuelles Desinteresse, Frigidität und Impotenz können auftreten. Verschiedene Süchte, wie Alkohol- oder Drogensucht, können ebenfalls auf ein disharmonisches Sakralchakra hinweisen.

Körperlich kann sich ein blockiertes Sakralchakra durch verschiedene Symptome zeigen. Probleme mit dem Urinaltrakt, wie Blasenentzündungen, Harnwegsinfekte, Bettnässen und

Nierenerkrankungen, können auf Probleme mit diesem Energiezentrum hindeuten. Erkrankungen des Blutes, Blutarmut oder Leukämie werden ebenfalls in Zusammenhang mit einer Blockade des Sakralchakras gebracht. Auch Hautprobleme, wie trockene Haut und Ekzeme, weisen auf eine Störung des Energiezentrums hin. Frauen können von PMS, Eierstock- und Gebärmuttererkrankungen, Menstruationsbeschwerden und Schwierigkeiten in der Menopause geplagt werden.

Auslöser für ein gestörtes Sakralchakra können unter anderem zurückgewiesene Liebe über einen längeren Zeitraum, aber auch sexueller Missbrauch sein. Finanzielle Sorgen, Beziehungsprobleme, Stress bei der Arbeit und viele weitere Situationen, bei denen unangenehme Gefühle aufkommen, können Ebenfalls Einfluss auf die Funktion des Sakralchakras nehmen.

Öffnung des Sakralchakras: Kreativität und Leidenschaft erwecken

Ein geöffnetes Sakralchakra ist das Wohlfühlzentrum für seelische und körperliche Freuden. Werden diese intensiv erlebt, machen sie das Leben reicher und vielfältiger. Das Energiezentrum ist ein wertvoller Begleiter um sich Dingen zuzuwenden, die Lebensfreude schenken. Einfallsreichtum und ein erfülltes Leben finden dann Raum.

Ein wichtiger Schritt für die Öffnung des Sakralchakras ist die Zuwendung zu den freudigen Elementen des Lebens. Häufig ist einer der direktesten Wege die Beschäftigung mit Talenten, die sich bereits im eigenen Selbst finden und die ausgedrückt werden. Ist das Sakralchakra geöffnet, kann eine sinnliche Sexualität und Hingabe ermöglicht werden. Die Bedürfnisse der Seele können dann, ebenso wie die des Körpers, gestillt und genossen werden. Eine wichtige Basis hierfür ist Liebe und Akzeptanz des eigenen Selbst. Positive Bindungen zu anderen Menschen, auch in der Partnerschaft, sind dann möglich. Um das Sakrakchakra zu öffnen, ist es bedeutsam die Aufmerksamkeit auf die gegebenen Talente zu lenken und schlussendlich zu sein, wer man ist.

Aktivierung des Sakralchakras für eine enge Bindung zu sich selbst

Personen mit einem überaktiven Sakralchakra neigen zu Extremen, die sich in emotionalen Ausbrüchen zeigen können, aber auch durch krankhaften Abhängigkeiten von anderen Menschen. In einigen Fällen kann eine Überdramatisierung von Geschehnissen erfolgen. Ein unterdurchschnittlich aktives Sakralchakra kann dazu führen, dass Betroffene den Großteil ihrer Zeit damit verbringen sich an Menschen und Gruppen anzupassen und versuchen „dazuzugehören". Dabei laufen sie Gefahr ihre Authentizität zu verlieren und können nicht mehr sie selbst sein. Für Betroffene ist es aufgrund ihrer Hinwendung zu den hauptsächlich negativen Gedanken schwierig ihre Wünsche und Bedürfnisse zu erkennen. Menschen mit einem ausgeglichenen Sakralchakra weisen eine enge Verbindung zu sich selbst auf.

Blockaden lösen und Balance herstellen um das Sakralschakra zu heilen

Um die Störungen und die Blockaden des Sakralchakras zu lösen, es zu öffnen und eine Balance herzustellen, eignen sich verschiedene Methoden. Für eine Heilung ist nötig, die Aufmerksamkeit auf vergangene Traumata zu lenken, die bis heute einen Einfluss auf das Seelenleben haben. Die Arbeit mit ihnen bezieht auch die Auseinandersetzung mit Gefühlen wie Schuld oder Scham mit ein. Diese können sich sehr blockierend auswirken und verhindern, dass Betroffene sie selbst sein können. Die Schwingungen der Chakra-Farbe Orange können hierbei helfen das Energiezentrum zu aktivieren und zu öffnen. Der Einsatz kann beispielsweise über Accessoires oder Kleidung erfolgen und mit Heilsteinen wie Citrin, orangefarbenem Jaspis oder Karneol unterstützt werden. Wichtige Sakralchakra-Übungen finden sich in der sinnlichen Körperarbeit, die unter anderem Massagen und therapeutischen Tanz mit einbeziehen kann. Im Alltag kann der Aufenthalt am oder im Wasser unterstützend für die Heilung des Sakralchakras wirken.

XX. Lebensfreude:

Das Sakralchakra – Energie und Lebensfreude[20]

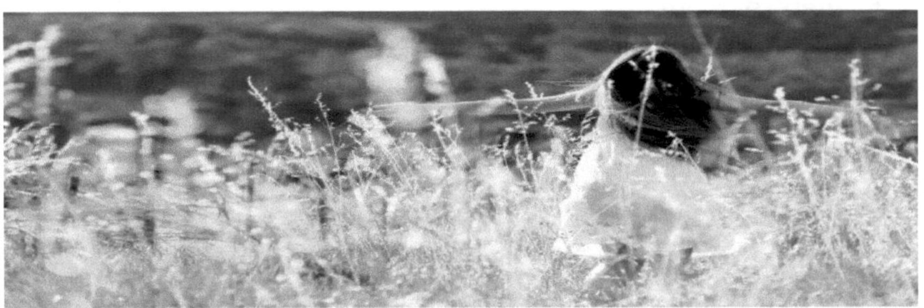

Lebensfreude in der Natur

Das Sakralchakra bildet das energetische Zentrum für Lebenskraft und Sexualität und ist unablässig für ein gut funktionierendes Flüssigkeitssystem des Körpers. Ein ausgeglichenes 2. Chakra hat wichtige psychische und physische Auswirkungen, eine Blockierung hingegen kann zu vielen körperlichen Beschwerden führen. Wenn du wissen möchtest, wie dein Sakralchakra arbeitet, welche Eigenschaften es hat und wie du es aktivieren oder reinigen kannst, solltest du den folgenden Artikel lesen.

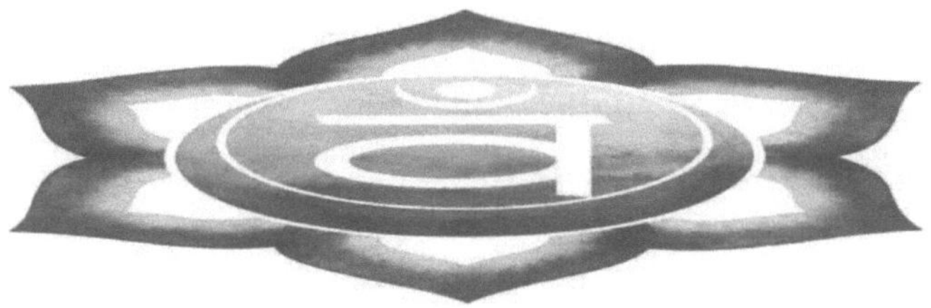

Sakralchakra Symbol

[20] Vgl. https://www.yoga-stilvoll.de/blog/das-sakralchakra/

Das Swadhisthana-Chakra: Seine Eigenschaften im Überblick

- **Farbe**: Orange
- **Mantra**: VAM
- **Edelsteine**: Feueropal, Perle, Mondstein
- **Tiere**: Fisch, Krokodil (Meerestiere allgemein)
- **Element**: Wasser
- **Symbol**: Mondsichel
- **Sinn**: Schmecken
- **Lage**: oberhalb der Geschlechtsorgane, in der Kreuzbeingegend
- **Drüsen**: Keimdrüsen, Eierstöcke, Hoden
- **Natur**: Mondlicht, fließendes Wasser
- **Planet**: Venus
- **Verbindung zum Körper**: Beckenraum, Fortpflanzungsorgane, Nieren, Blase, Prostata, Lymphe

Das Sakral- oder auch **Swadhisthana-Chakra** (auch als Sexualchakra bekannt) bildet das **Energiezentrum für deine Sexualität und Lebensfreude**. Es steht in enger **Verbindung mit** den **weiblichen und männlichen Geschlechtsorganen** und somit mit der Fortpflanzung. Deren Funktionen sind stark mit der geistigen Ebene verknüpft und führen im Idealfall zu mehr **Kreativität in deinem Leben.**

Traditionell wird das 2. Chakra mit den beiden Polen **Mann/Frau** bzw. Sonne/Mond in Verbindung gebracht, da es u.a. die wichtige Aufgabe hat, diese beiden Aspekte miteinander in Einklang zu bringen.

Auf einen Blick: Die Symbolik des Sakralchakras

- Das Element des zweiten Chakras ist **Wasser**. Es **steht für Beweglichkeit und Flexibilität**.
- Die **Mondsichel symbolisiert** die **weiblichen Aspekte**, die in deinem Körper existieren und durch die eine Verbindung zu deinem Unterbewusstsein hergestellt wird.
- **Orange** ist die „Farbe der aktivierenden Impulse“ (Govinda, S. 6) und **trägt dazu bei**, die eigene **Lebenslust und kreativen Fähigkeiten zu steigern**.

Die Aufgaben und Wirkungen des Sakralchakras

Körperliche Auswirkungen

Wie bereits erwähnt, hat das Swadhisthana-Chakra **Einfluss auf die Funktion der Geschlechts- und Unterleibsorgane**, aber auch auf den **Beckenraum** sowie die **Nieren- und Blasentätigkeit** und die **Körperflüssigkeiten**. Außerdem wirkt es auf die Tätigkeit der **Keimdrüsen**, die u.a. für die Produktion von Keimzellen und Geschlechtshormonen zuständig sind. Eine gute Drüsenfunktion wirkt sich positiv auf dein Immunsystem auf.

Ein harmonischer und ungestörter Energiefluss des 2. Chakras fördert eine gute Blasen- und Nierenfunktion, einen guten Lymphfluss und **beschwerdefreie Menstruation**. Außerdem kann er Hüft- und Rückenbeschwerden vorbeugen. Zusätzlich dazu steuert das Sakralchakra die lebenswichtigen Flüssigkeitssysteme im Körper. (Vgl. Davies, S. 41)

Seelische Auswirkungen

Neben den körperlichen Effekten des Sakralchakras spielen natürlich auch geistige Faktoren eine wichtige Rolle. Das 2. Chakra **sorgt für Lebensenergie, kreative Fähigkeiten und Kontaktfreudigkeit**. Zusätzlich dazu hilft es dir dabei, eine **gute Beziehung zu deinem Körper** (und deinen sexuellen Impulsen) aufzubauen und deine Gefühle besser einschätzen zu können.

Gut zu Wissen

Ein gutes Gefühl zum eigenen Körper sollte nicht unterschätzt werden! Denn erst, wenn du mit ihm im Einklang bist und seine Schwächen und Stärken kennst, kannst du das Leben in vollen Zügen genießen. Das bedeutet auch, deine Sexualität frei auszuleben.

Denn ein erfülltes und ausgeglichenes Liebesleben hat unschätzbar positiven Einfluss auf dein seelisches Befinden.

Ein harmonischer Energiefluss des Swadhisthana-Chakras führt außerdem zu einem besseren inneren Gleichgewicht. Auch auf sinnlicher Ebene kannst du Auswirkungen feststellen: Der **Tastsinn wird angeregt** und schafft das **Bedürfnis nach Berührungen und Begegnungen** mit anderen Menschen. Idealerweise stellt das 2. Chakra ein **ausgeglichenes Verhältnis zwischen** den **männlichen und weiblichen Aspekten** jedes Menschen her.

Das Sakralchakra hilft außerdem dabei, dass du Beziehungen zu anderen Menschen aufbauen und aufrechterhalten kannst. Dafür ist eine stabile Basis, also ein starkes Wurzelchakra, sehr wichtig. Erst das hier ausgebildete Selbstvertrauen schafft die Grundlage für die Fähigkeit, auf andere Menschen zugehen zu können.

Woran erkennst du eine Blockierung?

Oft kommt es vor, dass dein Sakralchakra blockiert ist. Dies kann verschiedene Ursachen haben, z.B. kann seine **Entwicklung** bereits **während der Kindheit** durch unterschiedliche Faktoren oder Ereignisse **gestört** worden sein oder sich im Laufe des Lebens ‚verunreinigt' haben.

Hier findest du eine Auflistung der häufigsten Anzeichen für eine Blockierung:

Körperliche Ebene:

- Blasen- und/oder Nierenprobleme
- Rückenleiden
- Prostatabeschwerden
- Entzündungen im Unterleib, Menstruationsbeschwerden
- Infektionen im Harnwegsbereich
- Bluterkrankungen

Geistige Ebene:

- Kraft- und Energielosigkeit, Unlustgefühle
- Sexuelle Unlust
- Depressive Gemütslage
- Engstirnigkeit

Im Extremfall kann ein hyperaktives Sakralchakra zu triebhaftem Verhalten, Süchten, (Verlust-) Ängsten, Eifersucht und sogar Aggressivität führen. Außerdem kann es zu einem **gestörten sexuellen Verhalten** führen.

Störungen in der Entwicklung dieses Energiezentrums, die bereits in der Kindheit auftreten können, sind u.a. **innere und äußere Anspannung**, eine gewisse Kühle anderen Menschen gegenüber, **fehlende Fürsorge für sich selbst und andere** sowie die Blockierung kreativer Prozesse oder Eigenschaften. (Vgl. Davies, S. 42)

PASSENDER CHAKRA-SCHMUCK KANN DIR DABEI HELFEN, DICH AUF DEIN SAKRALCHAKRA ZU KONZENTRIEREN:

7 Tipps, um dein Sakralchakra zu öffnen

Um dein Swadhisthana-Chakra zu aktivieren, zu reinigen oder eine Blockade zu lösen, solltest du folgende Tipps befolgen:

- **Binde die Farbe Orange in dein Leben ein.** Umgib dich mit orangefarbigen Dekoartikeln und Blumen oder trage orange Kleidung und Schmuck. Auch eine Bestrahlung mit orangem Licht (oder auch nur die Visualisierung der Farbe vor deinem inneren Auge) und damit einhergehende vertiefte Atmung kann dir dabei helfen, dein Chakra zu öffnen.
- **Lass' dich durch eine geführte Meditation führen oder übe spezielle Yogaübungen durch**, die auf das Heilen und Öffnen des Swadhisthana-Chakras ausgerichtet sind.

- **Versuche, das Element Wasser in deinem Leben zentral werden zu lassen.** Dazu hilft es bereits, täglich mehr zu trinken (am besten eignen sich Wasser oder Kräutertees), schwimmen zu gehen oder ein Bad zu nehmen.
- **Zur Energieanregung bieten sich Musik und Tänze an.** Insbesondere ‚fließende' Musik kann sehr stimulierend wirken und dir zu mehr Energie verhelfen.
- **Gehe im Mondlicht spazieren**, um das Symbol des 2. Chakras so sinnvoll wie möglich auf dich wirken zu lassen. Auch ein Spaziergang am Meer oder an Flüssen und Seen kann positive Wirkungen auf seine Aktivitäten haben.
- **Nutze die Wirkung von Heilsteinen** wie Tigerauge, goldener Topas, Perle oder Mondstein. Deren Eigenschaften gehen am besten auf dich über, wenn du sie unterhalb des Nabels oder auf dem Bauch auflegst. Auch als Schmuckstück getragen, können sie hilfreich sein.
- **Lass' dich von den Düften ätherischer Öle oder von Räucherstäbchen einhüllen.** Am besten wirken Aromen wie Sandelholz, Myrrhe oder Bitterorange auf dein Sakralchakra.

Warum du an deinem Sakralchakra arbeiten solltest:

Die Arbeit an deinem Swadhisthana-Chakra führt zu mehr **geistiger und körperlicher Flexibilität**, eine gute Basis für alle Unternehmungen! Es hilft dir dabei, dein **inneres Gleichgewicht** zu **fördern** und deine Gefühle und Wünsche besser einzuschätzen. Sexuelle Intimität gewinnt durch ein ausgeglichenes

2. Chakra an emotionaler Tiefe (Davies, S. 41) und lässt dich deine **eigene Sinnlichkeit besser kennenlernen**.

Außerdem werden die weiblichen und männlichen Seiten in deinem Körper ins Gleichgewicht gebracht. Ein gut funktionierendes Energiezentrum **löst** zudem **körperliche Anspannungen** und bringt die Flüssigkeitsströme des Körpers ins Gleichgewicht.

Für alle, die noch mehr wissen wollen:

- Davies, Brenda: *Wie stärke ich meine Chakras? Praktische Übungen für den Alltag.* Aquamarin Verlag, Grafing 2012.
- Govinda, Kalashrata: *Atlas der Chakras. Der Weg zu Gesundheit und spirituellem Wachstum.* Südwest Verlag, München 2010.
- Röcker, Anna Elisabeth: *Atlas des ganzheitlichen Heilens. Meridiane, Akupunktur- und Akupressurpunkte, Chakras, Fuß- und Handreflexpunkte, Zahntabelle, Wirbelsäulensegment-Diagnostik u.a.* Ludwig Buchverlag, München 1998.

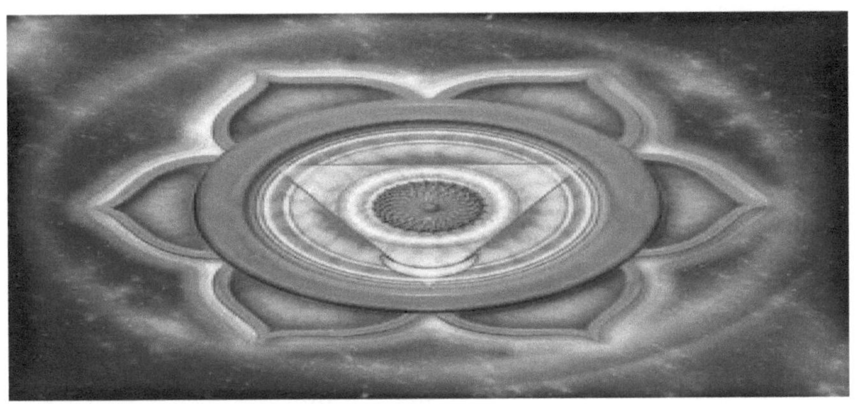

XVI. Schaffenskraft:

2. CHAKRA (SVADHISTHANA) - SAKRALCHAKRA[21]

Sakralchakra (2. Chakra, Svadhisthana): Lebenslust und Schaffenskraft. Aufgabe, Farbe, Störungen, Blockaden und Öffnen des Sakralchakras.

2. Chakra (Sanskrit: Svadhisthana = Süße, Lieblichkeit)

Das Sakralchakra befindet sich als zweites Haupt-**Chakra** auf Höhe der Hüftknochen, etwa eine Handbreit unter dem Bauchnabel, in Resonanz zu orangefarbenem Licht. Das Sakralchakra steht in Resonanz zum Äther- und Emotionalkörper und verarbeitet die Erfahrungen dieser Ebene. Sein Element ist das Wasser.

Die Themen des Sakralchakras sind:

Fluss der Lebensenergie, Kanal für die kreative Energie des Lebens sein, Erfahren der Welt, Lebendigkeit, Verlangen/Begehren,

---

[21] Vgl. https://www.chakren.net/chakra/sakralchakra/

Lebensfreude, Emotionen, Lust, Sexualität, Kreativität und schöpferische Kraft.

Übersicht Sakralchakra

Nachfolgend sind die wichtigsten Informationen und Zuordnungen das Sakralchakra betreffend zusammengefasst:

Name	**Sakralchakra, Svadhisthana (Sanskrit)**
Lage im Körper	Eine Handbreit unter dem Bauchnabel
Resonanz-Energiekörper	Ätherkörper, Emotionalkörper
Farbe	Orange
Element	Wasser
Resonanz-Alter	3. bis 8. Lebensjahr, Teenager
Geistige Qualitäten	Beziehung zur Lebensenergie, Ursprüngliche Lebendigkeit, Schöpferische Kraft, Kanal für die Lebensenergie sein, Loslassen in den Lebensfluss, Begehren, Sinnlichkeit, Sexualität
Blockierende Ängste	Scham, Schuld, Angst vor Sexualität und Sinnlichkeit, Angst sich emotional und kreativ auszudrücken

Zugehörige endokrine Drüse / Nervengeflecht	Keimdrüsen / Plexus lumbalis
Hormone	Östrogene, Testosteron, Progesteron
Sinn	Geschmackssinn
Unterstützung durch Steine	Oranger Beryll, oranger Jaspis, Karneol, Citrin
durch Aroma	Ylang-Ylang, Sandelholz, Myrrhe, Bitterorange, Pfeffer, Vanille, Orange
durch Räucherstoffe	Vanille, Tolu, Styrax, Benzoe, Rosenholz, Angelikawurzel, Myrrhe, Sandelholz, Drachenblut, Weihrauch
durch Nahrung	Reinigende Früchte: Süße Äpfel, Birne, Pfirsisch, Aprikose, Melone, Mango, Orange, Granatapfel, Erdbeeren, Weintrauben, Feigen, AnanasEntwässernde Gemüse und Salate: Kresse, Spinat, Tomaten, Gurke, Rukola, Radicchio, Grüner Salat, BrennesselEntschlackende Getränke: Wasser, Fruchtsaft, Tee aus Brombeerblättern,

	Himbeerblättern, Birke, Löwenzahn, usw.Reinigungsfördernde Gewürze: z.B. Bertramwurzel

Bedeutung und Aufgabe

Das Sakralchakra steht für den schöpferischen Fluss purer Lebensenergie, unsere Beziehung zur Lebendigkeit und unsere Leidenschaft für das Leben. Es spiel außerdem eine zentrale Rolle für den Ausdruck und das Empfinden von Emotionen.

Das Sakralchakra dreht sich ganz um das sinnliche Erfahren des Lebens, das Berühren und Schmecken der Welt. Hier drückt sich unser Verlangen als Seele aus, mit dem Leben auf freudige Weise zu interagieren, teilzunehmen am kreativen Spiel der Lebensenergie. Die reinsten Formen der Lebenskraft, der Lebensfreude und des emotionalen Selbstausdrucks gehören in die Erfahrungsebene des Sakralchakras. Im Sakralchakra drücken wir unser tiefstes Bedürfnis aus, unsere Lebensenergie fließen zu lassen, uns auszudrücken, das Leben zu erfahren, unsere schöpferische Kraft zu leben.

Das Sakralchakra steht für unsere Erfahrung als kreative, freudige Lebensenergie. Die Verbindung des Sakralchakras mit den Keimdrüsen und inneren Geschlechtsorganen ist die äußere Manifestation seiner Verbindung zur schöpferischen Kraft des Lebens – der Fähigkeit zum Kanal für das Leben zu werden.

Sexualität ist dabei nur ein Aspekt des freudvollen, sinnlichen und kreativen Ausdrucks unserer Lebensenergie und unseres Bedürfnisses, die Welt zu erfahren und zu berühren. Emotionen sind ein weiterer wichtiger Aspekt, erst durch unsere Emotionen wird die irdische Erfahrung wirklich ‚real' für die Seele, erst die Emotionen ermöglichen eine sinnliche, direkte, intensive und farbenprächtige Erfahrung der Welt.

Das Sakralchakra ist verbunden mit dem Element Wasser und jenen Organen, die den Wasserhaushalt in unserem Körper regulieren – eine weitere äußere Manifestation für das Fließen der Lebensenergie. Es ist das Sakralchakra, dass den Ätherkörper und den physischen Körper mit Energie versorgt, weshalb es eine große Rolle zum Beispiel im Chi Gong und Tai Chi einnimmt. Das Sakralchakra ist daher wesentlich für unsere Lebendigkeit und allgemeine Gesundheit mit verantwortlich.

Das Sakralchakra wird stark durch Erlebnisse im Kleinkindalter zwischen dem dritten und dem fünften Lebensjahr beeinflusst, in dem sich das authentische Verlangen, mit der Welt in Beziehung zu treten, sie zu berühren zu schmecken und zu erfahren, besonders stark ausdrückt. Außerdem lernen wir in dieser Phase, unsere Lebensfreude und -energie auszudrücken und auszuleben. Wird diesem Bedürfnis von Seiten der Eltern kein Raum eingeräumt, kann es zu Störungen des Sakralchakras kommen.

Das Sakralchakra wird dem Geschmackssinn zugeordnet, was in sich schon ein schönes Bild ist: Die Seele möchte das Leben schmecken. Beobachtet man Kleinkinder, wird man feststellen, dass sie tatsächlich alles zunächst in den Mund stecken – eine wichtige Zeit für die Entwicklung des Sakralchakras.

Eine weitere wichtige Zeit ist das Teenager-Alter, in welchem sich die sexuelle Identität ausbildet.

Geöffnetes Sakralchakra

Menschen, deren Sakralchakra voll geöffnet ist, haben eine leidenschaftliche Liebe für das Lebendigsein. Sie lieben es, ihre Lebendigkeit zu spüren und auszudrücken. Sie sind ein Kanal für die freudige und sinnliche kreative Energie des Lebens. Sie nehmen Teil am kreativen Spiel der Lebensenergie. Ihre grundlegende Erfahrung des Lebens ist eine vibrierende Freude und ursprüngliche Leidenschaft. Sie fühlen und leben ihre Emotionen in vollem Vertrauen. Sie stehen mitten im Lebensstrom und sind ganz hier. Ein lustvolles Sexualleben ist Bestandteil ihres Seins, da ihnen die Öffnung und die Hingabe an den Moment und andere Menschen leicht fallen.Sie lieben es, ihre sexuelle Energie fließen zu lassen und sexuelle Energie mit anderen zu genießen.

Sie sind eins mit den authentischen Bedürfnissen von Körper und Seele, Scham oder Schuld sind ihnen fremd. Daraus erwachsen tiefe Selbstliebe und Selbstakzeptanz und eine natürliche Hingabe an die Erfahrung als Mensch mit allen authentischen menschlichen Bedürfnissen und Begehren.
Sie können sich selbst durch kreatives Handeln in der Welt ausdrücken und mitteilen. Diese innere Ausgeglichenheit spiegelt

sich natürlich auch in positiven Beziehungen zu anderen Menschen einschließlich der Liebesbeziehungen wieder.

Durch ein geöffnetes Sakralchakra ist die Beziehung zu den Grundschichten der Psyche und dem Körper von harmonischer Reinheit geprägt. Menschen mit einem offenen, Sakralchakra spüren ihre körperlichen und menschlichen Bedürfnisse und erfüllen diese mit unbesorgter und freudiger Selbstverständlichkeit z.B. in Form von Berührung, Bewegung, ausreichend Ruhe und frischer Luft.

Da dieses Chakra auch den Fortpflanzungstrieb beeinflusst, steht es auch in Verbindung mit der Rollenempfindung als Mutter- und Vater. Menschen mit einem geöffneten Sakralchakra fühlen sich relativ sicher in ihrer Elternrolle und dem Umgang mit kindlichen Emotionen, da sie diese in sich selbst völlig integriert haben.

Sakralchakra und Gesundheit

Körperlich gesehen, nehmen die Keimdrüsen (Gonaden) und der Plexus lumbalis die Lebensenergie auf und leiten sie an die folgenden Organe weiter:

- innere Geschlechtsorgane weiblich: Eierstöcke, Eileiter, Gebärmutter, Scheide, männlich: Hoden, Nebenhoden, Samenleiter, Bläschendrüse, Harn-Samen-Röhre (auch Wurzelchakra)
- Harnorgane, Nieren, Nierenbecken, Harnleiter, Harnblase
- Mund und Zunge

Auch die körpereigenen Säfte wie Blut, Schweiß, Verdauungssäfte, Sperma, Urin und Tränen werden beeinflusst.

Störungen des Sakralchakras

Das Sakralchakra verarbeitet sinnliche, sexuelle und emotionale Erfahrungen. Eine Blockade kann entweder durch ein Fehlen solcher Erfahrungen oder eine Überwältigung durch zu intensive Erfahrungen entstehen.

Eine Blockade des Sakralchakras entsteht oft schon in der Kindheit, wenn der ursprüngliche Selbstausdruck und das Ausleben authentischer Bedürfnisse zu einem negativen Feedback aus der Umwelt und schmerzlichen Erfahrungen führen.

Häufige Ursachen für eine Störung im Sakralchakra wären fehlende Zuneigung, Unterdrückung des emotionalen Ausdrucks, überwältigende emotionale Erlebnisse, zu wenig oder gar keine körperliche Nähe und Zärtlichkeitsaustausch bis hin zu schwerwiegenden Traumata wie sexuellem Missbrauch.

Auch eine Unterdrückung der Sexualität während der Pubertät kann später zu einem blockierten Sakralchakra und einem gehemmten oder gestörten Sexualleben führen.

Psychische Auswirkungen einer Blockade im Sakralchakra

Diese Störungen können sich meiner Erfahrung nach wie folgt äußern: Der Verlust der Lebensfreude, chronische Müdigkeit und Lustlosigkeit durch das Verschließen gegenüber dem Fluss der Lebensenergie, eine Angst mit der Umwelt zu interagieren,

Erfahrungen zu sammeln, auszuprobieren und zu experimentieren. Eine energetische und emotionale „Austrocknung“, die oft zu mangelnder Vitalität und Gesundheit führt. Eine Unfähigkeit, körperliche Berührungen zu genießen, Schwierigkeiten, Intimität zuzulassen, bis hin zu Orgasmusschwierigkeiten und erektilen Dysfunktionen. In diesen Bereich fallen auch das grundsätzliche Missfallen an Sex und der Libidoverlust. Auch das komplette Gegenteil, wie Sexsucht und Nymphomanie können als Zeichen eines gestörten Sakralchakras gedeutet werden.

Eine Störung des Sakralchakras äußert sich meiner Beobachtung nach oft in Problemen, die eigenen Emotionen zuzulassen und auszudrücken und/oder mit den Emotionen seiner Mitmenschen umzugehen. Betroffene klagen meiner Erfahrung nach oft über Einsamkeit und ein Gefühl der Fremdheit, sie fühlen sich vom Leben abgeschnitten und erfahren sich nicht als wirklich lebendig. Sie sind nicht selten von starken Stimmungsschwankungen geplagt und oft extremer Eifersucht.

Körperliche Auswirkungen einer Blockade im Sakralchakra

Auf der körperlichen Ebene kann sich meiner Erfahrung nach eine Blockade des Sakralchakras in folgenden Problemen äußern: Chronische Müdigkeit, Erkrankungen von Gebärmutter und Eierstöcken, Prostata- und Hodenerkrankungen, Potenzstörungen, Pilzerkrankungen der Geschlechtsorgane, Geschlechtskrankheiten, Nierenerkrankungen, Blasenprobleme, Harnwegsinfektionen, Schmerzen im Bereich der Lendenwirbelsäule und Hüftschmerzen aufgrund mangelnder Flexibilität.

Sakralchakra öffnen

Das Sakralchakra öffnet sich, wenn wir uns dem vibrierenden Fluss der Lebensenergie wieder hingeben können und wir unserem Grundbedürfnis, als Seele mit dem Leben und der Welt in freudige Interaktion zu treten, wieder Folge leisten können.

Dazu können folgende Strategien sehr hilfreich sein:

- Aufarbeitung von frühkindlichen und karmischen Erfahrungen und Traumata
- Ein neues Verhältnis zu Sinnlichkeit und Lebendigkeit entwickeln. Zum Beispiel durch Tanz, sinnliche Erfahrungen, Kreativität, Geselligkeit, Sexualität
- Auseinandersetzung mit Schuld, Scham, Verlegenheit und anderen Blockaden, die uns hindern, unsere menschlichen Bedürfnisse zu lieben.
- **Chakra-Meditation** und Energiearbeit
- Sinnliche Körperarbeit (z.B. wie Ölmassagen, therapeutischer Tanz)
- Verbindung mit dem Element Wasser durch ausreichendes Trinken, Schwimmen, Spaziergänge an Flüssen und am Meer.

Unterstützung durch Edelsteine, Klangschalen, Aromen, **Räuchern**, Ernährung

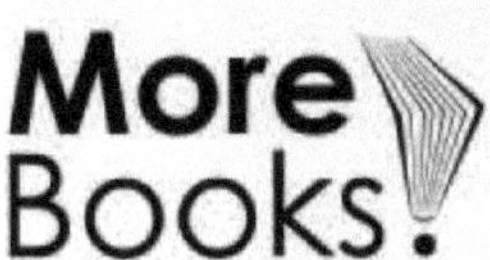

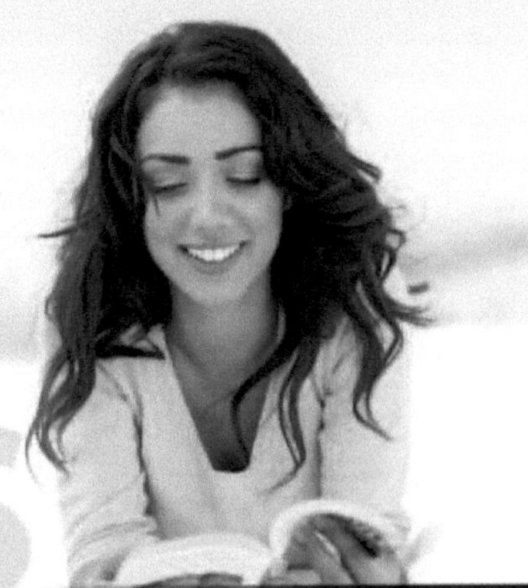

yes

I want morebooks!

Buy your books fast and straightforward online - at one of world's fastest growing online book stores! Environmentally sound due to Print-on-Demand technologies.

Buy your books online at

www.morebooks.shop

Kaufen Sie Ihre Bücher schnell und unkompliziert online – auf einer der am schnellsten wachsenden Buchhandelsplattformen weltweit! Dank Print-On-Demand umwelt- und ressourcenschonend produzi ert.

Bücher schneller online kaufen

www.morebooks.shop

KS OmniScriptum Publishing
Brivibas gatve 197
LV-1039 Riga, Latvia
Telefax: +371 686 204 55

info@omniscriptum.com
www.omniscriptum.com

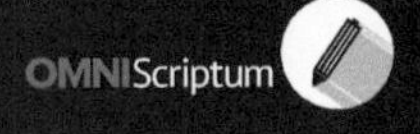

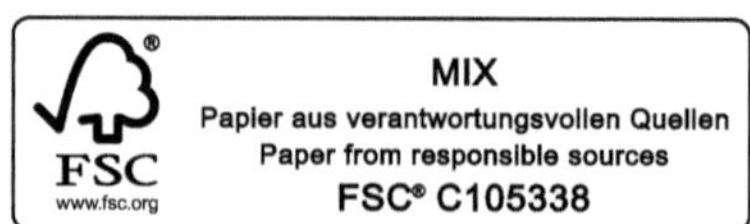

Printed by Books on Demand GmbH, Norderstedt / Germany